马良坤产科门诊

关键产检
12课

马良坤 主编

全国百佳图书出版单位

化学工业出版社

·北 京·

图书在版编目（CIP）数据

马良坤产科门诊. 关键产检12课/马良坤主编. —北京：
化学工业出版社，2021.5
ISBN 978-7-122-31308-9

I.①马… II.①马… III.①妊娠期-妇幼保健-基
本知识 IV.①R714

中国版本图书馆CIP数据核字（2018）第001520号

责任编辑：杨晓璐 高 霞 杨骏翼 封面设计：尹琳琳
责任校对：刘 颖 内文设计：杨 丹

出版发行：化学工业出版社（北京市东城区青年湖南街 13 号 邮政编码 100011）
印 装：三河市航远印刷有限公司
880 mm×1230 mm 1/32 印张 6¾ 字数 200 千字
2021 年 6 月北京第 1 版第 1 次印刷

购书咨询：010-64518888 售后服务：010-64518899
网 址：http://www.cip.com.cn
凡购买本书，如有缺损质量问题，本社销售中心负责调换。

定 价：59.80元 版权所有 违者必究

自序

大家好，我是北京协和医院的马良坤大夫，在协和妇产科"战斗"了 20 多年。

我坐诊这么多年，有太多人犯过类似的错误了：

备孕不顺利，一味地从女性身上找原因，殊不知男性孕前检查也很重要；

孕期饮食过于放纵，导致胎儿过大，妈妈产后恢复困难；

觉得自己身体素质好，不重视产检，导致严重后果；

不懂科学坐月子，导致产后抑郁的……

临床上碰到的很多问题，其实很多都不是因为疾病引起的，而是因为大家对孕育这件事情，盲目地相信一些"过来人"的经验，缺乏真正的科学指导。

一个有温度的医生不仅仅可以治疗患者身体上的疾病，更多的还有心理上的帮助。经常有网友留言说：马大夫，抢你的专家号比抢春运火车票还难啊。我也知道，光靠门诊的接待量远远不够。于是，有了这套书，将自己这 20 多年协和门诊、科研经验集结成册，只愿能传播一点靠谱的孕育知识，让备孕、怀孕的过程能少些焦虑，多些安心。

我这套书一共包括 4 本书，分别从以下 4 个方面跟大家聊一聊从备孕到孕期再到产后关键 42 天的热点问题。

关于备孕——

我在临床上经常遇到一类患者，起初由于各方面的原因一直避孕，但到了想生育的时候就如临大敌，各种补品、各种检查，结果反而迟迟没有消息。

建议大家做一次意料之中的意外怀孕。

备孕夫妻什么都准备好了，愿意哪天同房，兴致来了，就同房一次，也可以在排卵期同房，但不要强求结果，心理压力就没那么大了。周围有不少人，做十年的试管婴儿都怀不上，不管这件事情反而有了。孩子的事情是顺其自然的，科学备孕，放松身心，好孕自然来！

《马良坤产科门诊：备孕没秘密，怀上很容易》这本书的问题导向意识很强，每一章都是针对备孕夫妻的具体问题展开的，如：

"为什么会怀不上"

"提高受孕率的方法"

"备孕中，男性应该做什么"

"生病不可怕，准备充分也能怀上最棒的一胎"

"有过流产史怎么备孕"

"二胎，重点需要备啥"

"如何知道自己怀孕了"

等等。

针对这些问题，一一进行细致的解答。

关于怀孕——

我和我的团队在完成《中国孕产妇产队列研究·协和》白皮书的过程中发现，5个孕妈妈中就有1个可能是妊娠期糖尿病孕妈妈。而妊娠期糖尿病的发生与孕期的饮食、运动等生活习惯都有直接的关系。其中，"吃"占了很大的因素，不良的饮食习惯会带来妊娠期糖尿病、贫血、超重、低体重等问题。

推荐孕妈妈记录饮食日记，饮食日记能帮助孕妈妈审视自己基本的饮食模式，制定更合理的饮食计划。通过记录和不断调整孕妈妈的饮食，整个家庭的饮食也会越来越健康，家庭成员的心态会越来越好，运动习惯也会越来越好。

《马良坤产科门诊：备孕怀孕分娩30个关键》将孕育期间的重点提炼为30个关键，包括胎儿的发育、妈妈的变化、需要做的产检、饮食和锻炼注意事项等实用内容，对可能出现的问题也提出了解决的方案。

关于产检——

不少人认为，身体状态好可以不用做产检；产检就是抽血和B超……

其实，产前检查一方面是检查孕妈妈有没有基础疾病，如妊娠期糖尿病、妊娠期高血压、甲状腺疾病等，这些基础疾病是否因怀孕发生了变化，还要检查怀孕期间有没有新出现其他问题，如早产等，为安全分娩和母乳喂养做准备；另一方面检查胎儿是否有染色体异常导致的出生缺陷及一系列问题，还要检查胎儿在宫内的生长状况，判断是否缺氧、是否过大或过小等。**推荐大家做规律的产前检查**，尽量将母子的情况调整到最佳，帮助孩子健康平安地出生。

《马良坤产科门诊：关键产检12课》将确认怀孕和孕期的11次产检归纳为12个课程，每一课详细介绍一个重点产检项目，并对检查的各项指标进行科学、权威的解读。让孕妈妈看懂报告单，轻松了解自己和宝宝的健康状况，减少孕期焦虑。

关于坐月子——

你知道吗，**其实所有的产后妈妈都是产后抑郁的高危人群**，有13%~16%的产后妈妈会到产后抑郁的状态，而有七八成的人会有情绪低潮期，整个人状态都比较差。

为了预防产后抑郁，要有一个良好的身体状态，如果身体弱弱的，各种不舒服，怎么能带好孩子呢；

要有带孩子的技能，怎么喂奶不得乳腺炎，什么时候喝下奶汤等；

要有很强大的心态，这个生命是老天给你的礼物，从内心接纳他，对那些已经定了的事情别再有非分之想，比如"我不想要处女座的男宝宝"之类，关注你能做的，关注你可以改变的；

要有一个很好的社会支持，夫妻关系、婆媳关系、母女关系等都要处理好……

这样大家能一起帮助你度过人生中的脆弱的时光。

《马良坤产科门诊：坐月子的25个关键》将如何挑选照顾月子的人、月子餐、新妈妈健康、新生儿喂养和护理等方面的知识提炼出 25 个关键点，给出了实用细致、操作性强的方法，帮助产后女性坐一个舒心的月子。

这套书的创作历时五年，内文几经修改，书名也再三斟酌才敲定，插画简约温馨，每章以萌萌的四格漫画开始，以总结性的一图读懂结束，这种种努力都是为了降低阅读难度，让读者更迅速地抓住重点。在这套书的创作过程中，我生下了我的第 2 个"贴心小棉袄"，负责的编辑也生了龙凤双胞胎，很神奇吧！

希望这套书能成为孕妈妈、准爸爸的睡前读物，帮助大家更轻松、更顺利地去体会这段人生最美妙的时光！

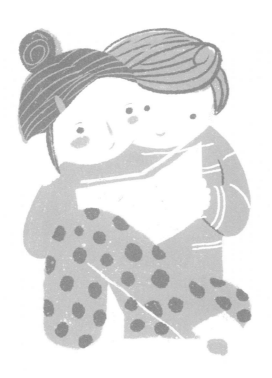

第4课 孕11~13周早期排畸 —NT（颈项透明层）检查

第 9 课 **孕33~34周 B 超评估胎儿大小,
检测胎儿状态、胎心监护**

第 12 课 孕38~42周临产检查，
每周一次，评估分娩方式

为什么一定要做产检

重点提醒

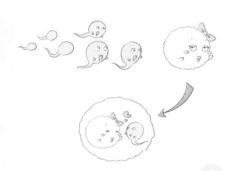

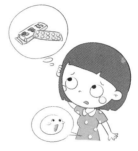

孕早期（从末次月经第一天开始算30天内），用药或拍片子对胎儿的影响是"有或无"的效应

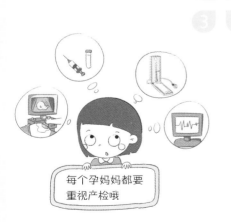

每个孕妈妈都要重视产检哦

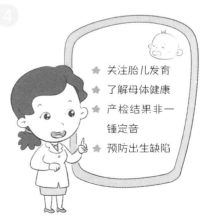

★ 关注胎儿发育
★ 了解母体健康
★ 产检结果非一锤定音
★ 预防出生缺陷

产检是了解母子健康状况的唯一手段

密切关注胎儿的发育状况

怀胎十月，胎宝宝从一个小小的受精卵长到出生前 2500 克，所需要的营养都是妈妈给的。随时了解宝宝的发育情况并予以调整，才能给宝宝创造更舒适的子宫环境，更有利于胎宝宝的成长。

了解胎宝宝的情况，除了妈妈自身的一些感知外，还需要借助医学检测手段，比如 B 超等，能直观、立体地显示胎儿的器官、动作，对胎儿的颜面、肢体、各器官的发育情况进行监测。系列的产前筛查能及时发现胎儿的异常，帮助医生制定相应的集中监护和治疗措施，促进母子健康。

并且有研究证实，胎儿出生缺陷的预防比治疗更重要，孕前期做保健和相关检查，孕中期做产前筛查和产前诊断，可以避免很大一部分出生缺陷。

> **Tips**
>
> 出生缺陷
>
> 目前公认的出生缺陷病因主要有遗传因素（染色体、单基因和基因组的异常）、非遗传因素（母体疾病、感染、生活方式和药物等）、致畸剂（有害的物理、化学因素等）。其中，母体因素和致畸剂是完全可以预防的。出生缺陷在我国的发生率并不低，《中国出生缺陷防治报告（2012）》指出，我国出生缺陷发生率约为 5.6%。减少出生缺陷的有效办法是备孕阶段做孕前检查，怀孕期间做产前筛查、产前诊断和孕产妇保健等。出生后的宝宝在 3~6 个月内进行新生儿疾病筛查，对检查出有先天性代谢异常，及听力有缺陷的宝宝进行及早干预治疗，尽量降低甚至避免宝宝的出生缺陷程度。

及时发现母体健康情况

怀孕后，准妈妈的身体会出现很多变化，心、肺、肝、肾、血液等重要的器官和组织都会随着准妈妈的孕育过程而发生较大的变化。产前检查可以随时了解孕妈妈的身体状况，以及胎儿的生长发育情况，及时有效地预防早产、妊娠高血压、妊娠期糖尿病、胎位异常、胎盘早剥等情况。

　　定期产检的同时伴随着产前健康教育，后者将为准妈妈普及相关妊娠知识，加深准妈妈及其家庭对怀孕和分娩过程的了解，有利于其与医务人员的主动配合，为母婴安全和顺产提供有力保障。

　　比如，妊娠期糖尿病是孕妇最易出现的疾病之一，平均每 5 个孕妇中就会有 1 个妊娠期糖尿病。妊娠期糖尿病如果得不到有效控制，不仅会引起早产，还有可能产出巨大儿，更会增加产后十年患糖尿病的风险。

　　产前检查可随时发现问题、及时应对问题，一般如果某次检查出现异常，医生还会增加检查的次数，以确保母子平安。

帮助确定分娩方式

　　通过孕期的各种检查，可以了解胎宝宝的大小、胎心率、胎动、是否有脐带绕颈以及到临产时是否入盆，可以了解孕妈妈的骨盆情况、血压情况、羊水多少等，从而判断是否适合顺产。如果出现胎宝宝太大，或孕妈妈骨盆发育不良等异常，那么，孕妈妈可能就不能顺产了。

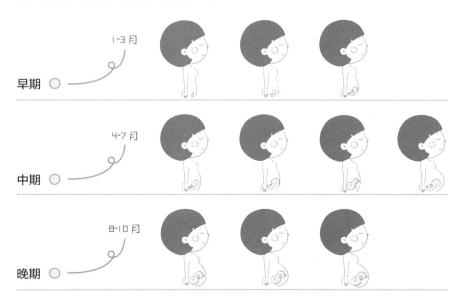

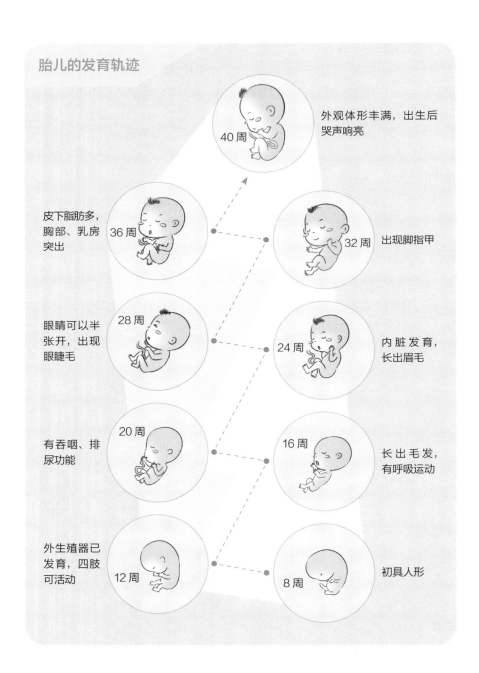

胎儿的发育轨迹

外观体形丰满,出生后哭声响亮

40 周

皮下脂肪多,胸部、乳房突出

36 周

32 周 出现脚指甲

眼睛可以半张开,出现眼睫毛

28 周

24 周 内脏发育,长出眉毛

有吞咽、排尿功能

20 周

16 周 长出毛发,有呼吸运动

外生殖器已发育,四肢可活动

12 周

8 周 初具人形

产检要遵守哪些规则

要守时

产检是根据胎儿的发育状况制定的，要在特定的时间做特定的检查，孕妈妈们一定要在医生要求的时间范围内进行产检。

第一次产前检查是在怀孕三个月之内，要对孕妇全身各个部位进行详细检查。这时有可能发现孕妇一些并发症便于及早采取解决措施。

再比如唐筛的检查，因为检查结果异常需要做羊水穿刺，而羊水穿刺出结果则一般在两周左右，所以检查时间要考虑到出结果的时间。因此孕期的任何一项检查都要严格遵守时间，不管工作如何繁忙，千万不要因为怕麻烦而不按时去产检。

讲真话

第一次来医院产科就诊的时候，医生需要了解你以前的身体状况，得过的疾病、做过的手术，以及你的婚育史、家族史等，都一定要如实说，这对于医生评估你的情况，帮你顺利度过孕期非常重要。

不"弄虚作假"

在做检查的时候要先了解要求，比如是否需要空腹，是否需要憋尿等，在具体检查进行当中也要按照要求去做，要用自己最真实的状态接受检查，不能为了追求结果而刻意改变平时的饮食习惯等，否则检测就没有任何意义了。如果为了达标而"弄虚作假"，欺骗的不仅是医生，更是自己。

产检有助减轻孕期焦虑

怀孕初期的"有"或"无"定律

有备孕计划的女性在孕前 3 个月就要谨慎用药，在确定怀孕后更要慎之又慎。如果意外怀孕后服用了某些药物也要及时向医生说明情况。

怀孕初期，医生一般循"有"或"无"定律，即有影响就不会怀孕、既然怀孕就没有问题。孕妈妈不必总是担心，保持好心情才有利于宝宝的健康发育，另外想判断宝宝是否健康只能通过按时产检、耐心观察。比如孕早期会做 B 超诊断是宫内妊娠还是宫外孕，孕 5 月左右有 B 超大排畸，如果胎宝宝存在严重的结构和形态上的畸形（比如心脏瓣膜缺如、单侧肾、明显的唇腭裂等）是可以及时发现的。

了解孕期情绪变化

怀孕是一件皆大欢喜的事儿，但是很多孕妈妈总是爱担心，不知道吃的东西对宝宝好不好，不知道宝宝是不是在健康长大，担心分娩疼，甚至会担心产后没奶、身材走样。其实不用过于担心这些，你越焦虑越不利于胎儿的发育。

做好孕期保健，是胎宝宝健康的前提之一。要学会享受美好的孕期，时时告诫自己不要生气、不要着急、不要烦恼、不要悲伤，"宝宝和我在一起，我不是一个人"。

人的情绪变化与内分泌有关，如果孕妈妈在怀孕期间能够保持快乐的心情，宝宝出生后一般性情平和、情绪稳定，不经常哭闹，还能很快地形成良好的生活节律。一般来讲，这样的宝宝智商、情商指数都比较高。而且，孕妈妈身心健康有利于改善胎盘供血量，促进胎宝宝的健康发育。所以，孕妈妈每天都要保持好心情。

如果准妈妈对孕产知识足够了解，很多导致焦虑的因素是可以消除的。了解孕产知识的途径有很多，比如图书、网络、孕教课等。

孕期爱发脾气怎么办

转移情绪：心里出现担心、紧张、抑郁或烦闷时，去做一件高兴或喜欢的事，如浇花、听音乐、欣赏画册、阅读或去郊游。自然美感引起的情感，会使孕妈妈对生活的兴趣提高。洗温水浴或适度做家务活，也会通过促进血液循环消除孕妇的不良情绪。

释放烦恼：可把自己的烦恼向密友倾诉，或写信、写日记。这种做法能非常有效地调整孕妇的情绪。必要时，可找心理医生进行咨询及疏导。

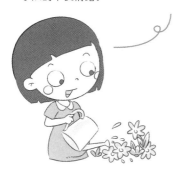

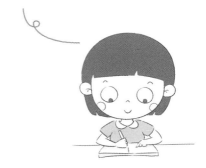

与好友交流：孕妈妈不应把自己封闭在家里，而应结交情绪积极乐观的朋友，充分享受与他们在一起的快乐，让他们的良好情绪感染自己。

改变形象：换一个发型、买一件新衣服、装点一下房间，都会给孕妈妈带来一种新鲜感，从而改变沮丧的心情。

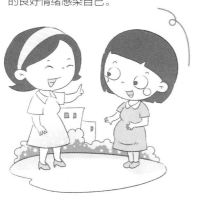

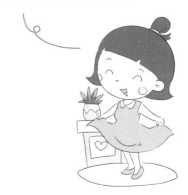

产检结果不是一锤定音

● 化验结果异常不代表一定有问题

面对产检，孕妈妈最担忧的就是：检查结果有问题怎么办。其实单靠一次的检查结果异常并不能说明问题，当某项检查结果有问题的时候，医生会根据情况安排进一步的排查，很可能这一次的数值有偏差而下一次就正常了。所以孕妈妈们一定要放轻松，过于紧张的心情是不利于胎宝宝发育的。万一遇上一些特殊的情况，也要听从医生的建议与指导，进行必要的诊断性检查。

Tips

产前诊断又叫宫内诊断，是指胎宝宝在出生前利用各种检测手段了解其在子宫内的发育状况，比如观察有无畸形、分析染色体核型等，对先天和遗传性疾病做出诊断，为胎儿宫内治疗和选择性流产提供科学依据。

● 医生只提供选择，你才是拿主意的人

产检是确保优生优育的重要手段之一，是针对大众化的常规检查和筛查，主要在于预防和及早发现一些常见、高发孕期疾病，如宫外孕、先兆流产、妊娠期高血压、妊娠期糖尿病等，并在医生的指导下进行处理和治疗，大部分孕妈妈是可以顺利过关的。

对可治疗的疾病，医生会建议采取措施干预治疗，而如果产前诊断的结果也不尽如人意，医生可能会给出终止妊娠的建议，但是最终的决定权在准父母手里。比如，唐氏筛查（唐氏综合征，又名 21- 三体综合征）高危，需要进一步对胎儿染色体进行产前诊断检查，如果明确诊断，可考虑尽早终止妊娠。

这个话题可能有点沉重，但是相信做好为人父母准备的人，是能够直视这些问题的。不管孕期遇到什么问题，希望准爸妈们能做出理智而无悔的决定。

最大程度预防出生缺陷

如果孕妈妈们能在备孕阶段就采取一些预防措施，可以大大减少畸形的发生。进入孕期，孕妈妈做到以下这些事，许多出生缺陷症状同样是可以避免的。

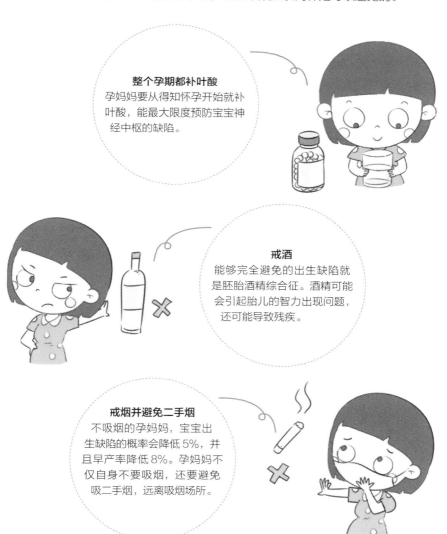

整个孕期都补叶酸
孕妈妈要从得知怀孕开始就补叶酸，能最大限度预防宝宝神经中枢的缺陷。

戒酒
能够完全避免的出生缺陷就是胚胎酒精综合征。酒精可能会引起胎儿的智力出现问题，还可能导致残疾。

戒烟并避免二手烟
不吸烟的孕妈妈，宝宝出生缺陷的概率会降低5%，并且早产率降低8%。孕妈妈不仅自身不要吸烟，还要避免吸二手烟，远离吸烟场所。

避免化学污染物

置身于化学物质中很容易引起出生缺陷，比如，孕妈妈一定不要居住在刚装修好的房子中。

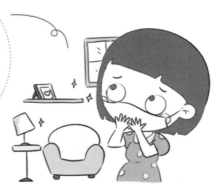

吃得健康

营养对于宝宝的健康来说是十分重要的，孕期应该多进食健康食物，特别是全谷类、豆类、优质蛋白质食物，同时还要注意补充DHA，每周吃1~2次深海鱼。

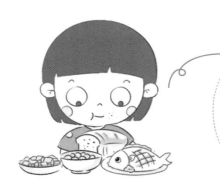

放松心情

怀孕期间如果心理压力过大，很可能会引起流产、早产等，所以孕妈妈一定要保持好心情。

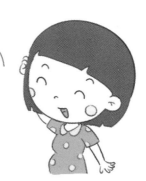

为什么一定要做产检

每个孕妈妈都要做产检

了解胎宝宝发育情况

预防出生缺陷

及时发现母体的问题

确定生产方式

减轻孕期焦虑

如何看待产检结果

 检查异常 ▶ 患病风险高，但不一定有问题 ▶ 要进一步排查

 检查无异常 ▶ 患病风险低，但不代表完全没风险

孕期要做哪些检查

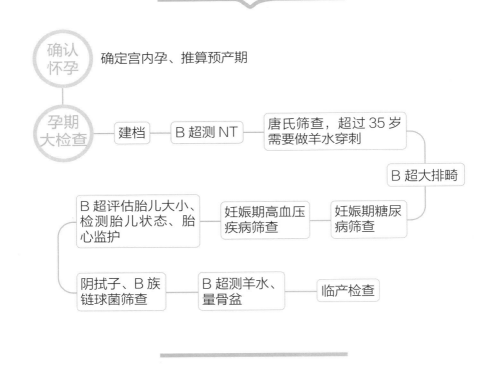

确认怀孕 确定宫内孕、推算预产期

孕期大检查 建档 → B 超测 NT → 唐氏筛查，超过 35 岁需要做羊水穿刺 → B 超大排畸 → 妊娠期糖尿病筛查 → 妊娠期高血压疾病筛查 → B 超评估胎儿大小、检测胎儿状态、胎心监护 → 阴拭子、B 族链球菌筛查 → B 超测羊水、量骨盆 → 临产检查

做产检要注意什么

在规定孕周进行

不要搞过关小技巧

对医生讲实情、说真话

第 **1** 课

如何确认怀上了

重点提醒

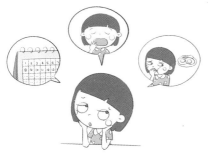

月经推迟、感觉疲乏、对气味敏感……

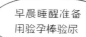
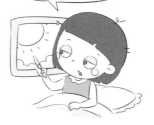

晨尿中 hCG 值最高

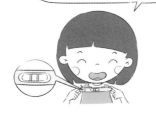

怀孕："中队长"两道杠，两条红色都很清晰

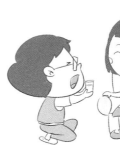
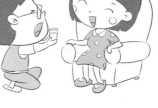

正式开始"女王"生活

最简单：早孕试纸验孕

最早何时能测出来

一向规律的"大姨妈"突然迟到了，应该是大多数女性判断是否怀孕的第一个信号，每当这时不妨用早孕试纸做个初步的验证，相比于跑到医院排队挂号、检查、等结果，这是最快速确定怀孕的方式了。

验孕棒或早孕试纸其实就是利用尿液中所含的hCG（人绒毛膜促性腺激素）进行检测来判断怀孕与否的。hCG是怀孕女性体内分泌的一种激素，这种激素存在于怀孕后女性的尿液及血液中，在后文中我们还会对此进行更详细的介绍，在没有怀孕的女性尿液中是检测不到的。

只要从正规厂家购买的、在保质期内的验孕棒或早孕试纸，并且操作方法正确，测试结果基本是可信的，如果想万无一失，那最好再去医院抽血做个血hCG检查！

早孕试纸虽然可以最早给你一颗定心丸，但是同房完就测也是没有效果的，因为前文说到，早孕试纸就是利用尿液中产生的hCG进行测试，而刚同完房hCG还没产生呢，自然是测不到怀孕的。所以，再心急的姑娘也需要等一等。

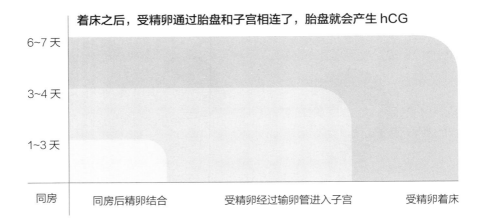

着床之后，受精卵通过胎盘和子宫相连了，胎盘就会产生hCG

最早也要在受精后大概 7 天尿液中才会有 hCG，但这时候浓度很低，不易测出，至少再等 2~3 天也就是受精后 10 天，hCG 浓度高一点才能测出来。如果着床时间比较晚，则需要更多几天才能测出怀孕。结论就是：hCG 大量分泌要在受精卵着床到子宫后，也就是同房后 10~14 天以后结果比较准。

晨尿检测效果佳

早晨用还是晚上用早孕试纸，可能结果会不一样。晨尿液中 hCG 值最高，所以许多早孕试纸的说明书也都建议采用晨尿检测。

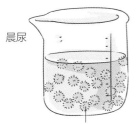

晨尿

hCG：晨尿中的 hCG 浓度才够

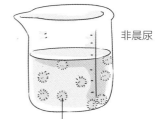

非晨尿

hCG：非晨尿中 hCG 浓度很低

早孕试纸的选择和使用

市面上有各种各样的早孕试纸和验孕棒，验孕的原理都是一样的，购买的时候一定要买正规厂家的正规产品，以免检测结果不准确。另外，在测试的时候注意一些细节可以让测试结果更准确，比如，尿液标本应现采现试，别用久置的尿液；用晨尿测试；测试前夜尽量少喝水；不要使用即将到保质期或过期的试纸，以免影响检测结果。

1. 在进行测试前必须仔细阅读使用说明书，按照说明书的步骤使用。

2. 使用前将试剂条和尿样标本恢复至室温（20~30℃）。

3. 从原包装铝箔袋中取出试剂条，在 1 小时内应尽快使用。

4. 将试剂条按箭头方向插入尿液标本，注意尿液液面不超过试剂条的标记线。

5. 约 5 秒后取出平放，30 秒至 5 分钟内观察结果。

6. 测试结果应在 3 分钟时读取，10 分钟后判定无效。

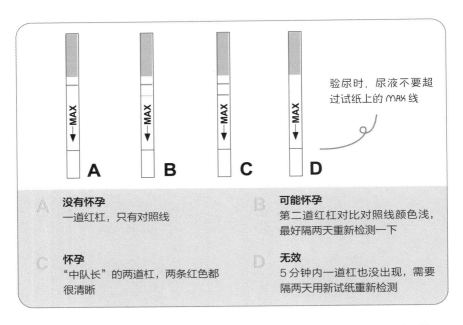

验尿时，尿液不要超过试纸上的 MAX 线

A 没有怀孕
一道红杠，只有对照线

B 可能怀孕
第二道红杠对比对照线颜色浅，最好隔两天重新检测一下

C 怀孕
"中队长"的两道杠，两条红色都很清晰

D 无效
5 分钟内一道杠也没出现，需要隔两天用新试纸重新检测

读取结果： 如果是一条线，证明没有怀孕；如果是两条线，颜色一样深的话，说明怀孕了。

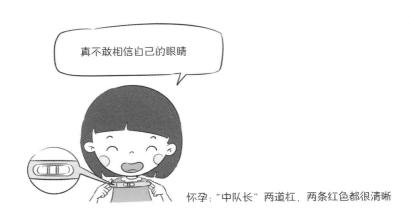

真不敢相信自己的眼睛

怀孕："中队长"两道杠，两条红色都很清晰

不容忽视的早孕信号

· 体温升高

如果你有测量并记录基础体温的习惯，那么当你的基础体温持续偏高 18 天的时候，可能表示怀孕了。怀孕后的基础体温会比平时高 0.3~0.5℃，也就是36.9~37.2℃。怀孕后，黄体分泌的孕激素——孕酮会刺激孕妈妈大脑的体温中枢，从而使体温维持在一个比较高的水平，因此，也可以将此作为怀孕的一个证据。

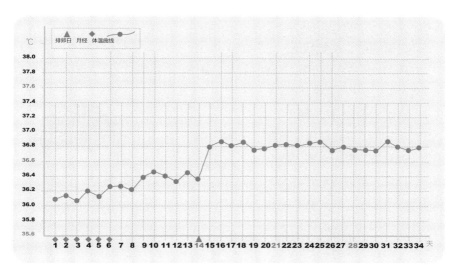

已经怀孕的基础体温示意图

高温从第 15 天持续至第 34 天，已经持续了 20 天。一般来说，高温持续 18 天以上就是怀孕的征兆

· 月经推迟

如果你月经周期一贯稳定、准确、规律，突然晚了一周还没来，加上近期有过同房的事实，这就应当引起你的高度警惕了。但也不能因此下怀孕的定论，因为也有环境变化或精神刺激因素引起月经推迟的可能。

- **尿频**

主要是因为怀孕时体内的血液以及其他液体量增加，导致更多的液体经过肾处理排入膀胱成为尿液。随着孕期的推进，不断长大的胎宝宝会给膀胱施加更大的压力，怀孕早期的尿频症状可能会持续下去。

- **乳房胀痛**

有些女性会感觉乳房胀痛，这是乳房向你发出的信号——乳房要为哺乳做准备了。此外，乳房变得更加丰盈，乳头、乳晕颜色加深，乳晕上细小的孔腺变大。这时就要换一个宽松的内衣了。

- **总是犯困、感觉疲乏**

如果你突然很容易就感到劳累、疲倦，睡眠也有所增加，那也有可能是怀孕后体内激素的变化造成的。

- **出现类似感冒的症状**

怀孕初期，一些征兆有些像感冒，如体温升高、头痛、精神疲乏、脸色发黄等，这时候，还会感觉特别怕冷，这很容易让没有经验的孕妈妈当成是感冒来治疗。如果打针、吃药，可能会对胎宝宝产生不利影响，因此备孕的女性要时刻提醒自己有可能怀孕，需要用药的时候要想到这个问题，以免错误用药。

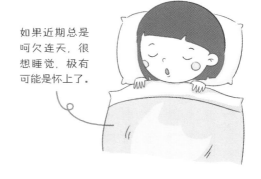

如果近期总是呵欠连天，很想睡觉，极有可能是怀上了。

- **恶心呕吐，对气味敏感**

如果你突然对某种气味变得敏感，比如炒菜的油烟味、汽车的汽油味、香水味等，甚至看到某样食物会感到恶心、出现呕吐，你也应该想到是不是怀孕了。

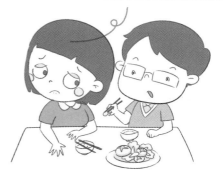

看到平时喜欢的饭菜好想吐。

最准确：
血 hCG（人绒毛膜促性腺激素）检测

hCG 最先出现在血液里

hCG 是指人绒毛膜促性腺激素，在受精卵着床的时候就会产生，起初量少，不易测出，受精后 10~14 天日益明显。

血 hCG 检查可作为判断早期妊娠及诊断有关疾病的检查，因此，目的不同，对该检查的进行时间也不同，正常情况下，在同房后 8~10 天即可做血 hCG 检查，以确定是否怀孕。

同房后 8-10 天，通过抽血检测 hCG 就可确定是否怀孕，既早，误差又小。

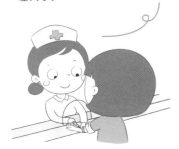

B 超是诊断早孕的可靠方法，但最早也要在第 5 周时才能见到胎囊，第 6 周做可以见到胎芽及胎心了。

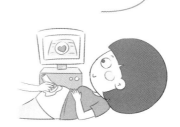

hCG 存在于血里和尿里，可通过早孕试纸测定晨尿，也可以去医院测定，但先出现在血里，后出现在尿里，因此验血比验尿能更早、更准确地知道是否怀孕。

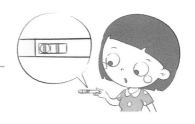

hCG 有何作用

hCG 会刺激人体产生黄体酮，hCG 和黄体酮协同作用，保护胚胎并使其获得养分。通过 hCG 和黄体酮这两组数据可以监测胚胎的发育情况。

hCG 还有一个非常重要的作用，就是减轻孕妈妈的排异反应，胎宝宝其实对于人体免疫系统来说是外来的，是要受到攻击的，但是 hCG 的出现会给免疫系统制造一个假象，表示胎儿是安全的，于是免疫系统就不会发动攻击。

每个人因体质和受精卵着床时间不同，hCG 水平是不一样的。比如有的孕妈妈怀孕 4 周的时候 hCG 只有几十，有的孕妈妈却能达到几百，不要因此担忧。真正准确的是，自己和自己比，也就是看翻倍。一般来说，hCG 在前期是隔天翻一倍，所以一般都是双数的日子查一下，比如第 2 天、第 4 天、第 6 天、第 8 天。hCG 翻倍的时间不是固定的，每个人的翻倍时间也不同，隔天翻倍只是个大概，有的人快，有的人慢，只要在正常翻倍时间内，胚胎都是没问题的。hCG 在妊娠的前 10 周上升很快，达到顶峰后，持续约 10 天后开始下降。怀孕早期 hCG 的参考值如下：

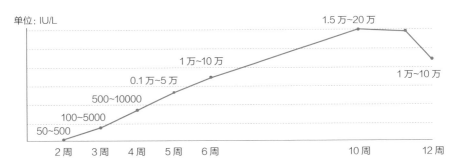

什么情况下需要做 hCG 检测

该项检查不是所有人都需要做的。有的女性怀孕初期 hCG 比较低，用试纸测出的线条颜色比较浅，无法判断是否怀孕。此时，建议去医院验血，通过分析 hCG 和黄体酮来判断是否怀孕。此外，有过流产史、不易受孕的女性需要做这项检查，特别是如果有阴道出血、腹痛等不适现象的，更应该做。根据这项指标监测胎宝宝发育情况。hCG 的含量不受进食影响，什么时候都可以检查，不需要空腹。

以前没有过自然流产史、宫外孕史，现在也没有腹痛、阴道出血的症状，如果通过尿检就能确认怀孕，可以不必再抽血验孕了。

hCG 与孕酮

说到 hCG 就不得不提孕酮，受精卵准备着床的日子，hCG 就产生了，hCG 会刺激人体产生孕酮。孕酮产生后会积极配合 hCG，保证子宫内环境的稳定，帮助胚胎抵抗一切外界干扰，让它获取养分，好好发育。

hCG 翻倍不好，胚胎质量可能欠佳，会发生停育。孕酮指标其也有个体差异，而且波动很大，所以孕酮高低不能预示是否发生胚胎停育。

孕酮（黄体酮）（P）

是由卵巢黄体分泌的一种天然孕激素，在体内对雌激素激发过的子宫内膜有显著形态学影响，是维持妊娠所必需的。

28.18ng/ml

根据这个数值和后面的参考范围可以得知，此时处于黄体期。黄体酮水平如果偏低，同时伴随 hCG 水平下降，出现阴道出血、腹痛，说明可能出现胚胎停育的情况。

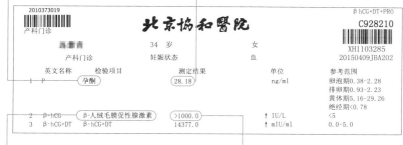

2010373019						β hCG+DT+PRO
产科门诊						C928210
		34 岁		女		XH1103285
产科门诊		妊娠状态		血		20150409JBA202
英文名称	检验项目		测定结果		单位	参考范围
1 P	孕酮		28.18		ng/ml	卵泡期0.38~2.28 排卵期0.93~2.23 黄体期5.16~29.26 绝经期<0.78
2 β-hCG	β-人绒毛膜促性腺激素		>1000.0		↑ IU/L	<5
3 β-hCG+DT	β-hCG+DT		14377.0		↑ mIU/ml	0.0~5.0

人绒毛膜促性腺激素（β-hCG）

参考范围根据孕周的不同有所不同，该激素能刺激黄体，促使胎盘成熟。

> 1000.0IU/L

根据这个数值和上文的参考范围可以得知，这位女性可能已经怀孕 4~5 周了。

先兆流产

先兆流产是指怀孕早期出现阴道出血、量少，伴阵发性下腹痛或腰背酸痛。

有流产征兆后，要先查孕酮和血 hCG，如果孕酮正常、hCG 翻倍好，可以继续观察，回去后尽量卧床休养，同时保持好心情，不需要吃保胎药。保胎过程中如果出血增加、腹痛加重、有组织物排出一定要及时去医院，可能发生了难免流产（指流产不可避免）。如果孕酮低，可吃孕酮片或者打针补充孕酮。

孕早期发生的流产，绝大多数都是因为受精卵本身有问题。质量不好、有缺陷的受精卵，便会自然而然地被淘汰掉。所以一旦出现，孕妈妈们也不必太过慌张，勇敢地去面对是最好的态度。

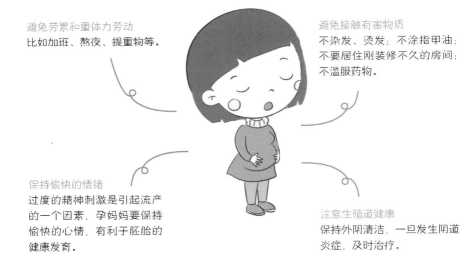

避免芳累和重体力劳动
比如加班、熬夜、提重物等。

避免接触有害物质
不染发、烫发；不涂指甲油；不要居住刚装修不久的房间；不滥服药物。

保持愉快的情绪
过度的精神刺激是引起流产的一个因素，孕妈要保持愉快的心情，有利于胚胎的健康发育。

注意生殖道健康
保持外阴清洁，一旦发生阴道炎症，及时治疗。

Tips

高龄孕妈妈更要做好孕期保健

过了 35 岁以后，卵巢功能逐年下降，发生自然流产的概率也相对较高。因此，高龄孕妈妈更要重视孕期保健，认真对待产检，养成良好的生活习惯。

如何确认怀上了

怎么验孕

初步判断，在家做

早孕 试纸 ▶ 同房后 10~14 天可测试，一定要验晨尿。早孕试纸显示两道杠表示怀孕

去医院，最准确

血 hCG 检测 ▶ 同房后 8~10 天可做血 hCG 检测。有过流产史、不易受孕的女性需做此项检查。如果有阴道出血、腹痛等现象的，更应该做

其他方法

B 超 ▶ 怀孕时间太短做 B 超没意义，最早也要在第 5 周时通过 B 超才能见到胎囊，第 6 周可见胎芽、胎心

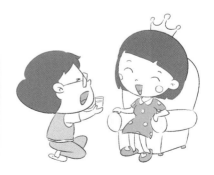

出现这些症状，可能怀孕了

体温升高

月经推迟

尿频

乳房胀痛

又困又乏

如何预防先兆流产

避免接触有害物质

避免劳累和重体力劳动

保持愉快的情绪

注意生殖道健康

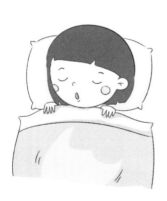

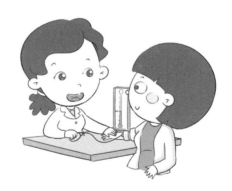

孕6~8周首次B超检查

重点提醒

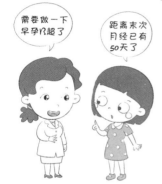

早孕B超确定有
无异位妊娠，有
无胎囊、胎心，
观察胚胎情况

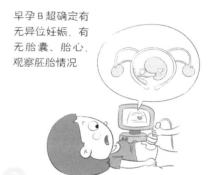

孕10周以内进行，最早为孕6周

1 2
3 4

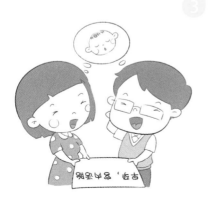

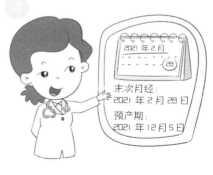

2021年2月

末次月经：
2021年2月28日

预产期：
2021年12月5日

预产期（末次月经推算法）：
末次月经月份减3（不足加9）日期加7

B 超检查知多少

B 超安全吗，孕期需要做几次

　　B 超属于超声检查的一种，超声检查是一种利用声音电波的无创技术，每次检查的时间并不长，目前没有任何研究证实会对胎儿造成伤害。而且，就目前临床应用的对孕妇超声检查使用的波量和照射时间来说，其安全性可以保障，孕妈妈尽可以放下心理负担。

　　孕妈妈们在整个孕期大概需要做 5~6 次。通过 B 超可以诊断出宫内孕还是宫外孕，宝宝的生长发育状况、有没有畸形，确认胎盘、脐带的位置，确定胎位是否适合顺产，了解羊水量是多还是少，还能通过检查测到的数值估算胎宝宝的体重等情况。这些产检项目在后边对应的孕期都会有非常详细的介绍。对于有特殊状况的孕妈，比如发现宫内缺氧、胎儿畸形等，医生会根据实际情况增加 B 超检查次数。

第 1 次 B 超：孕 6~ 8 周，确定孕周、宫内妊娠。
第 2 次 B 超：孕 11~13 周，NT（颈项透明层）厚度检查。
第 3 次 B 超：孕 20~24 周，排畸检查，排查胎儿面部、四肢、大脑、内脏器官、心脏畸形等。
第 4 次 B 超：孕 33~34 周，查胎儿生长、羊水及脐带情况等。
第 5、6 次 B 超：分别在孕 37、39 周，检查胎盘成熟度、胎儿生长发育情况，判断能否顺产。

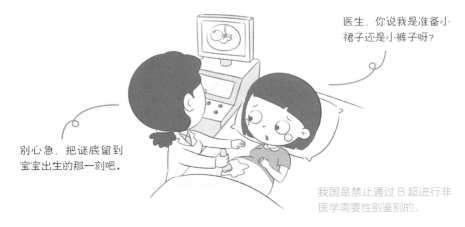

医生，你说我是准备小裙子还是小裤子呀？

别心急，把谜底留到宝宝出生的那一刻吧。

我国是禁止通过 B 超进行非医学需要性别鉴别的。

二维、三维、四维超声检查，有什么不同

　　孕妈妈们在第一次做 B 超时拿到手的往往是一张黑乎乎的图片，那就是黑白 B 超，属于二维，一般在孕早期就是 12 周以前做，大多数孕妈妈会在 6~8 周做，主要排查宫外孕，看胎心胎芽、孕囊大小。

　　如果在孕早期出现了出血的情况，那么为了看出血的部位以及出血的量，还需要使用彩超来判断的。

胎囊：约在怀孕 5-6 周（30 -40 天）时形成。

胎芽：好像一只小海马，一般在孕 6 周（孕 40-50 天）形成，50-60 天时形成胎心，通过 B 超检查就能看到。

孕 8 周到孕 9 周时，胎宝宝初具人形，成为真正的"胎儿"。

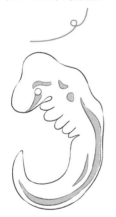
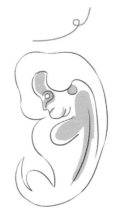
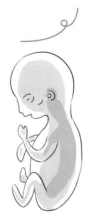

　　彩色多普勒超声简称彩超，是通过多普勒原理来观察血流的情况。如果我们把血流比喻成一辆奔驰而来的火车，从远及近驶来的时候声音也从低到高变化，将这种变化转换成动态的图像，就能反映血管情况。

　　二维 B 超就是一张平面图，胎宝宝的内脏、骨骼等可以观察到，用于排畸通常是够用的；三维就相当于一幅立体图，能清楚看到胎宝宝的皮肤表面，以及脸、手和脚趾情况；四维不仅可以看到这些，还能动态播放胎宝宝的情况，吃手、伸懒腰的动作都能看到。换句话说，如果你想给胎宝宝留张纪念照，那就做三维；如果你想给胎宝宝录段视频，那就做四维。

做 B 超要注意什么

穿宽松衣服： 不只是做 B 超，整个孕期的检查，都应该穿宽松易脱的衣服，既能节省时间，还可避免紧张而影响产检结果。

根据要求提前憋尿或排尿： 一般孕 12 周之前的 B 超需要憋尿，因为此时子宫比较小，需要

使膀胱充盈才能更清楚看到子宫内的情况，这时孕妈妈最好提前多喝点水有个准备，到医院能节省时间。12 周之后做 B 超，不仅不需要憋尿，往往需要提前排尿，因为中晚期子宫越来越大，羊水也多了，如果膀胱里有尿，可能会影响胎儿影像的清晰度。

检查前不要吃易产气食物： 如韭菜、萝卜、红薯等食物，进食后容易产生气体，而这些气体会阻碍超声波的穿透，造成显像不清。

B 超单上应关注的数据

一般情况下，主要关心胎儿的几个发育指标，如双顶径、头围、腹围和股骨长度，孕晚期则主要注意羊水指数、胎盘位置、脐血流指数等指标。

以下这些数值在不同的孕期会有不同的变化，医生会根据这些数值来判断胎儿是否健康，也可用于评估胎宝宝的体重。

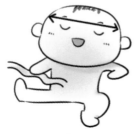

双顶径（BPD）
胎宝宝的头从左到右最长的部分

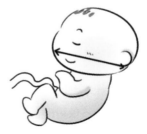

枕额径（OFD）
胎宝宝的鼻根至枕骨隆突的距离

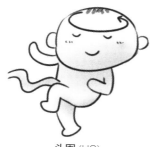

头围 (HC)
胎宝宝环头一周的长度

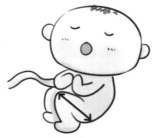

股骨长 (FL)
胎宝宝大腿的长度

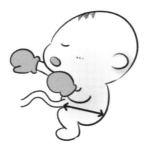

腹部前后径（APTD）
胎宝宝的前腹部与后腰部的长度

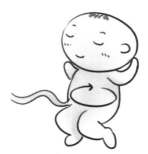

腹围 (AC)
胎宝宝肚子一周的长度

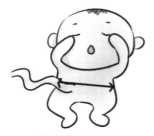

腹部横径（TTD）
胎宝宝腹部的宽度

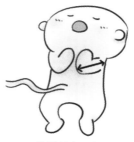

肱骨长（HL）
胎宝宝大臂的长度

B超的局限性

孕期的 B 超检查，是目前产前诊断的主要途径，最大的意义是能最大限度发现胎宝宝异常，比如查出胎儿畸形。但 B 超也有局限，有些异常是检查不出来的，如眼、耳异常，肢体关节曲度、角度异常和手指、脚趾异常等。B 超检查本身也会受到比如剖宫产瘢痕子宫、腹壁松弛肥厚、胎宝宝体位和活动等的影响，甚至也可能存在漏诊或误诊。孕妈妈们要科学而理智看待。

阴道 B 超

大部分孕妈妈对腹部 B 超的认知度比较高，而当医生安排做阴道 B 超时总是心存疑虑，担心伤到胎宝宝，甚至怕引起流产。那么阴道 B 超到底能不能做？

阴道 B 超是将探头插入阴道进行的检查，是孕早期，子宫还不算大的时候采用的一种检查方法。做阴道 B 超的明显优点是可以更接近子宫，能更早更准确发现宫外孕，同时还能清楚看到子宫及附件的情况，像有无肌瘤、畸形、卵巢、输卵管是否正常。一旦发现异常，可以采取及时有效的处理。

孕早期的时候，子宫比较小，腹部 B 超有可能会因为腹腔胀气及腹部脂肪的影响而看不清楚的情况。

在孕早期，子宫较小的时候使用，超声医生的动作会很轻柔，整个检查过程也不会令孕妈妈有明显不适，不会引起子宫收缩和流产。所以如果你的产检医生建议你做此项检查，大可放心去做。

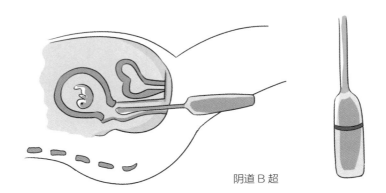

阴道 B 超

首次 B 超

早孕 B 超的使命

早孕 B 超检查需要憋尿进行，孕妈妈们要提前有所准备，对于空腹与否没有要求。早孕 B 超在确定是否怀孕的基础上，能获得更多的重要信息，主要指什么呢？

① 看受精卵着床的位置，有无异位妊娠，比如宫外孕、葡萄胎；
② 判断妊娠位置、大小、形态，有无胎囊、胎心；
③ 判断胚胎个数，是单胎还是多胎；
④ 观察胚胎情况，判断有无胚胎停止发育；
⑤ 看有无妇科合并症，比如子宫畸形、子宫肌瘤、附件囊肿。

最佳检查时间

B 超最早在怀孕 5 周时可以看见孕囊（妊娠囊），6~7 周可见胎芽，孕 7~8 周时可见原始胎心搏动。因此，早孕 B 超在孕 10 周以内进行都行，对于月经规律（周期小于等于 30 天）的孕妈妈，最早可在怀孕 6 周时进行，因为此时可以显示胎心搏动，而胎心是宫内早孕的最有力证据。

如果刚怀上就做 B 超，很可能只看到孕囊而没有胎心胎芽，可能无端增加孕妈妈的烦恼。所以提醒那些孕妈妈们，如果初次 B 超检测单上看见胎囊却看不见胎芽，可能是月经周期不规律，或是排卵较晚，以及受精卵着床较晚而导致的胎芽出现晚，可能再过一个星期就能测到了，要等等再看，不要过于担心。

确定胎囊位置，排除宫外孕

正常情况下，受精卵会在子宫壁上安营扎寨，如果由于种种原因，受精卵在从输卵管向子宫的迁移过程中，没有到达子宫就停留下来，这就是宫外孕，也叫异位妊娠。通过 B 超能确定。

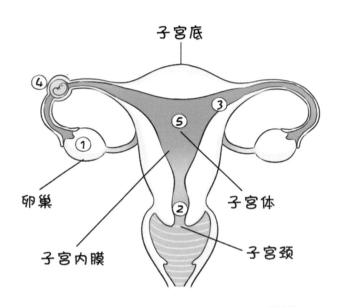

着床位置：
① 卵巢妊娠
② 宫颈妊娠
③ 宫角妊娠
④ 输卵管妊娠
⑤ 正常妊娠

Tips

95% 的宫外孕是输卵管妊娠。当受精卵在输卵管中生长发育过大，撑破输卵管，就会造成腹腔急性大出血。如果出血过多，孕妈妈就会出现血压下降、头晕，甚至晕厥、休克等情况，可能危及生命。

受精卵着床后1~2周形成孕囊，孕6~8周做腹部B超是可以100%发现孕囊的。

胎囊正常应该出现在子宫的宫底、前壁、后壁、上部或中部，呈圆形或椭圆形，形状边界清晰；如果B超显示胎囊形状不规则、模糊，而且位置在子宫下部，甚至孕妈妈出现腹痛或阴道流血的情况时，可能有流产征兆。

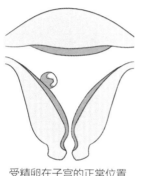
受精卵在子宫的正常位置

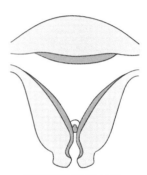
受精卵在宫口的位置

如果只看到胎囊而没有看到胎心、胎芽，可能就像上文说的那样，最好一周后再检查。

如果孕囊比实际孕周小，先不要紧张，也可能是因为月经不准，导致排卵期延后，导致孕囊大小有差别，可以先观察1~2周，并综合hCG及孕酮值，如果这两个数值逐渐增多，孕囊也继续生长，并出现了胎芽和胎心，就表明是健康的胚胎。如果过了一周，胎囊没有正常增大，甚至出现萎缩，见不到胎芽和胎心，即为空孕囊。这提示很有可能是胎停育了，就像一颗小种子没有发育一样。

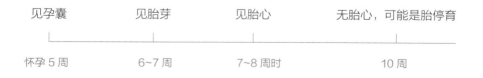

见孕囊	见胎芽	见胎心	无胎心，可能是胎停育
怀孕5周	6~7周	7~8周时	10周

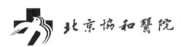

北京协和醫院

超 声 诊 断 报 告

姓　名： ▓▓		性　别： 女	年　龄： ▓▓
科　室： 产科门诊			HISID: ▓▓▓▓
病　房： ········			病历号： ▓▓▓▓

超声所见：

子宫增大，宫内可见妊娠囊4.1×2.9×2.5cm，内可见胎芽，胎芽长1.3cm，可见胎心搏动。

双附件区未探及囊实性包块。

盆腔未见游离积液。

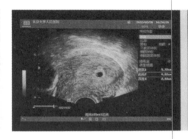 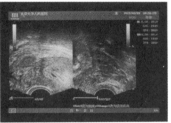

超声提示：
宫内早孕

● 妊娠囊

"妊娠囊4.1厘米（cm）×2.9厘米（cm）×2.5厘米（cm）"指的是长、宽、高的数据。

● 胎芽

"胎芽长1.3厘米（cm）"，按照下页的推算方法，1.3+6.5=7.8，即可以大致推断这位女性怀孕7~8周了。

看心管搏动，听胎心

胎芽比胎心先出现，在孕 6~7 周左右即可看到。孕早期，通过胎芽的长度可以推算实际孕周，胎芽的长度（cm）加上 6.5 得出的整数部分就等于实际孕周（这种方法只在 12 周前适用，如果结果误差比较大，可能是排卵稍早或晚了）。实际孕周确定了，就可以推算预产期了。通过 B 超推算预产期就是这么来的。

胎心是胎儿在子宫内心脏跳动的声音，怀孕 7~8 周左右，通过 B 超可看到胎儿原始的心管搏动。通过超声多普勒仪在子宫附近，能听到有节律、单一高调的胎心音，胎心率为 110~160 次 / 分，在孕中晚期要通过听胎心来监测胎宝宝的健康情况。如果第 10 周还未检测到心管搏动，在排除末次月经可能记错、排卵推迟的情况下，考虑是否胚胎发育不良，应及时到医院检查。

胎芽与孕周的对应

孕周	8 周	9 周	10 周	11 周	12 周
胎芽长（厘米）	1.4~3.0	1.9~3.8	2.3~5.5	2.1~4.6	4.0~6.8

判断胚胎发育情况

如果把受精卵比喻成一颗种子，种子无法发芽，不能继续生长，就是胚胎停育。胎心一般出现在 7~8 周，但考虑到

Tips

有胎停育史的孕妈要特别注意

有胎停育经历的女性，一旦发现停经后，应到医院做一些相关检查，如查血 hCG 和黄体酮的值，监测胚胎的发育情况，同时不要剧烈活动，保持愉快的心情。

根据末次月经计算孕周有误差的情况，可将时间延迟 2 周来考量。也就是说如果孕 10 周左右，B 超检查孕囊内胎芽不完整，或者无胎心搏动，就是胎停育了。

引起胎停育的原因有很多，常见有胚胎染色体异常、母体内分泌失调、生殖器官疾病、免疫方面的因素等。确诊胎停育后，要配合医生尽快终止妊娠，也可以在

医生的安排下，等待胎儿自然流产，但自然流产后也要做相关检查。

胎停育一般多发生在 12 周之前，孕妈妈们千万不要整日担忧此事，调整好心情才是对胎宝宝最负责任的态度。

推算预产期

孕早期 B 超显示的胎芽与孕早期的孕周是直接相关的，一般来说，胎芽的长度（厘米）加上 6.5 得出的整数部分就等于实际孕周。如果胎儿大小与停经孕周不符合，就要重新核对，计算预产期。

Tips

受精日计算法

如果知道受精日，那么从这天开始经过 38 周（266 天）即为预产期。使用基础体温者知道排卵日，即基础体温曲线的低温段的最后一日，这一天是排卵日，同房的话受孕概率很高，很有可能在这一天受精。这种方法往往比末次月经计算法更加准确。

预产期除了通过 B 超确定外，一般多采用末次月经推算法，即月经来潮的月份减掉 3（不足者加上 9），日期则加上 7（公历）。如果得数大于 30，则将其减去 30，月份需加 1。

这种方法最为常用，不过这种方法是以 28 天的月经周期为计算基础的，因此具体计算时还要结合个人月经周期长短，适当进行修正。

如果月经周期比较长，比如每一个半月（六周）来一次月经，那么你的排卵期就可能在月经的第四周，预产期就可能推后两周。

还有的女性月经周期不规律，可能提前一周或者错后一周，那么你排卵和受孕的时间可能会提前或者错后一周，预产期也可能提前或者错后一周。

还有一种情况，就是把阴道出血误以为是月经，那就需要结合前一次的月经时间来综合判断了。

举例

1. 末次月经是公历 2020 年 12 月 8 日，月份为 12-3，日期为 8+7，预产期则为 2021 年 9 月 15 日。

2. 末次月经是公历 2021 年 2 月 28 日，月份为 2+9，日期为 28+7-30，月份再加 1，预产期则为 2021 年 12 月 5 日。

孕 6~8 周首次 B 超检查

二维、三维、四维的区别

二维 ▶ 是一张平面图

三维 ▶ 相当于一幅立体图

四维 ▶ 是动态图

B 超不是万能的

B 超检查会受到剖宫产瘢痕子宫、腹壁松弛肥厚、胎宝宝体位等的影响，也可能存在漏诊或误诊，而且眼、耳等异常无法排查。

做 B 超要注意什么

穿宽松衣服

按要求提前憋尿或排空尿

检查前不吃易产气食物

整个孕期需做 5~6 次

第 1 次

孕 6~8 周

1. 确定胎囊位置，排除宫外孕
2. 看心管搏动，听胎心，判断胚胎发育情况
3. 判断孕周，推算预产期

第 2 次

孕 11~13 周

NT（颈项透明层）厚度检查

第 3 次

孕 20~24 周

排畸检查

第 4 次

孕 33~34 周

了解胎儿生长、羊水及脐带情况

第 5、6 次

孕 37、39 周

检查胎盘成熟度、胎儿生长发育情况、能否顺产

第**3**课

孕8~12周去医院建档

重点提醒

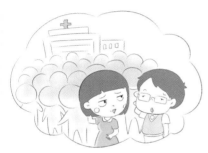

生育高峰年，公立医院总是人满为患

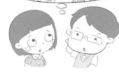

人多，建档难，费用相对较低，适合高危孕产妇

人少，建档容易，环境较好，费用相对较高

根据自身情况选择适合的建档医院

❶ ❷
❸ ❹

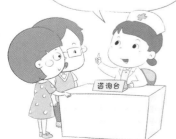

怀孕满12周出具有胎心、胎芽的B超报告提前办理《母子健康档案》

咨询台

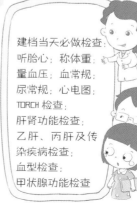

建档当天必做检查：
听胎心；称体重；
量血压；血常规；
尿常规；心电图；
TORCH检查；
肝肾功能检查；
乙肝、丙肝及传染疾病检查；
血型检查；
甲状腺功能检查

建档

什么是建档

    建档就是孕妈妈孕 6 周之后到社区医院办理《母子健康档案》，在 12 周左右带着相关证件到你想要在整个孕期进行检查和分娩的医院做各项基本检查，医生看完结果，各项指标都符合条件，允许你在这个医院进行产检、分娩的过程。建议孕妈妈在同一家医院进行连续的产检，避免出现漏项。

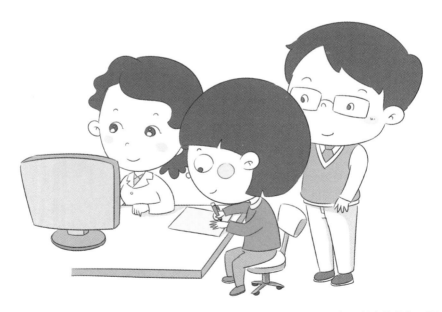

在协和医院建档的关键是三点：1. 确定有床位；2. 挂上号；3. 检查确认怀孕的血检报告。预约挂号的方式有网上预约、打 114 电话预约、银医卡预约、窗口排队、国际部电话预约等。

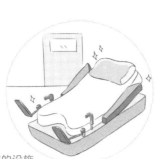

考察医院的设施
观察医疗设施的清洁度和安全性，
确定是否有儿科门诊等信息。

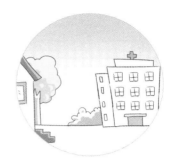

根据位置选择医院
尽量选择离家近的
医院，方便产检，
一旦有异常情况也
方便迅速前往医院。

如何挑选适合
自己的医院

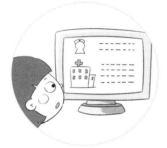

确认医院和医生的可靠性
查一下目标医院的资质，了解
一下医院和医生的医疗水平。

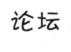

论坛

关注下周围的评论
多去论坛看看别人对
此医院的评论，多听
听在此产检的其他产
妇的意见。

Tips

最好将产检医院作为你的生产医院

　　如果没有特殊情况，产检和分娩最好在同一家医院，中途也不要变换产检医院。中途如更换医院，新医生不了解情况，容易造成信息的断层，影响医生对孕妈妈健康程度把握的连续性和全面性。而且，陌生的环境、新的程序对孕妈妈也是一轮新的考验，容易增加心理压力。整个孕期要经过十几次常规产检，如有并发症，需要去医院的次数会更多，孕妈妈和产检医院的医生、护士的接触就会特别频繁，因此维护好关系就很重要。

建档前提——提前办好《母子健康档案》

1 ▶ 用于记录孕产期情况和宝宝出生之后的健康状况，提供孕产期保健知识和指导。

2 ▶ 进行产后母婴访视。

3 ▶ 用于宝宝计划免疫接种。

4 ▶ 用于宝宝 0~3 岁到当地社区医院保健科进行定期体检等。

• 办理地点及注意事项

1. 夫妻双方都是本地户口（以北京地区为例）：请携带双方的身份证、户口本、有胎心胎芽的 B 超单到女方户口所在地街道所属医院的保健科建立《母子健康档案》。如果不知道哪家医院，请询问街道办事处或居委会。

2. 夫妻一方是本地户口（以北京地区为例）：请携带本地一方的户口本、身份证、有胎心胎芽的 B 超单以及非本地一方的身份证原件，到本地一方户口所在地街道所属医院的保健科建立《母子健康档案》。如果不知道哪家医院，请询问街道办事处或居委会。

3. 夫妻双方都是外地户口（以北京地区为例）：请咨询街道所属的社区医院保健科，一般来说，需要准备身份证、结婚证、居住证、有胎心胎芽的 B 超单等。

• 使用方法

1. 每次孕检时都要带上，医生会在相应的空白处填写相关的检查情况。

2. 分娩时要给医院提供《母子健康档案》，医生会记录分娩和新生儿的相关情况。

注：办理《母子健康档案》前，需要在网上查一下，或者打电话问清需要的东西，每个地方要求不一样，提前了解并准备好，以免白跑一趟。

建档的流程是什么

孕妈妈到医院的挂号窗口说自己挂产科，并且要建档，护士就会指导你如何一步步地做下去。每个医院的流程有区别，但基本步骤如下：

1 ▶ 就医时，先让医生查看病历并开产检单。

2 ▶ 拿着产检单、就医凭证原件和复印件在医院单独的窗口办理手续。

3 ▶ 拿着办好手续的就医凭证回护士处办理建档手续。

4 ▶ 出示相关证件，填写相关表格，护士会了解病史（年龄、职业、推算预产期、月经史、孕产史、手术史、本次妊娠过程、家族史、准爸爸健康状况等），进行建档。

5 ▶ 拿着建好的档案再回医生处，检查血压、体重，听胎心等，医生会开出检验的单据。

6 ▶ 拿着就医凭证去缴费。医保可报销一部分，其余缴纳现金，现金部分可用医保卡划账。

7 ▶ 拿着缴费单据去抽血、验尿、验白带即可，等孕检结果。

特别提示孕妈妈们，建档当天要抽血，所以需要空腹，但要携带吃的，抽血后及时补充营养，免得空腹太久不舒服。最好有家属陪同，可以在抽血的时候分头排队，一个人排打条码的队，一个人排抽血的队伍，这样可以相对快一些。

排队、交费等琐事，准爸爸来干吧

准爸爸陪同孕妈妈一起去医院做检查，可以帮孕妈妈排队、挂号，耐心候诊或者帮孕妈妈准备一些饮用水等。

有几项关键检查最好不要缺席

B超大排畸检查，大多数孕妈妈会有点紧张，准爸爸陪在身边可以给予陪伴和安慰，检查结果出来后也能一起和医生沟通商量。临产前的B超检查，往往会确定顺产还是剖宫产，最好有准爸爸的参与。分娩的时候准爸爸一定要在场，这是人生的重要时刻，最好能陪伴在妻子身边迎接宝贝的到来。

安抚孕妈妈的心情

产检前后，孕妈妈如果有忐忑、紧张等情绪时，准爸爸需要及时给予安抚，共同耐心等待检验的结果。其实这个不只是在产检中，在整个孕期中，准爸爸都应该做好孕妈妈的心灵抚慰。

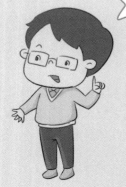

陪同产检时，准爸爸该做什么？

检查结束后不要让孕妈妈饿肚子

有些项目需要孕妈妈空腹检查，准爸爸可以提前准备一些零食，检查结束后第一时间给孕妈妈吃，以免引发不适，或者医院附近有比较不错的餐馆，也可以去吃一顿可口的饭菜，并点一些符合孕妈妈口味的食物。

建档时必须要做的检查

听胎心

　　一般在怀孕 6~8 周（从末次月经的第一天算起）的时候，通过 B 超可以观察到原始的胎心搏动，也就是说胎宝宝那时就有了最原始的心跳。12 周建档时，医生会拿胎心检测仪听胎心。

　　胎宝宝心跳速度是成人的 2 倍，胎心频率正常为每分钟 110~160 次。如果在 160 以上或低于 110，可以休息一会儿，10~20 分钟后重复再听一次。如果胎宝宝的位置比较靠后，或者孕妈妈腹部脂肪过厚等，可能会导致胎心音比较弱，孕妈妈不必太紧张，随着孕周的推进，胎心会越来越清晰的，一般 18~20 周以后，用多普勒胎心仪就听得很清楚了。

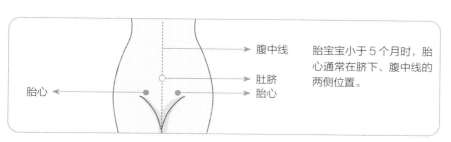

胎宝宝小于 5 个月时，胎心通常在脐下、腹中线的两侧位置。

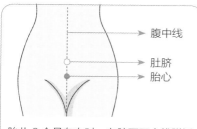

胎儿 6 个月左右时：在脐下正中线附近就可以听到胎心音。

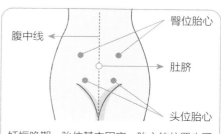

妊娠晚期，胎位基本固定，胎心的位置也固定了，但头位和臀位也可以影响胎心的位置。头位时胎心在脐下，臀位时胎心在脐上。

称体重

· 让体重监测成为每日必修课

孕期的每次产检中都有一个例行项目——称体重，其实监测体重应该成为孕妈妈的一个日常，而不仅仅是去产检的时候才做。

胎宝宝的营养是完全从母体获得的，如果母亲没有获得足够的体重，那胎宝宝就有可能出现营养不良、生长迟缓等现象，但如果长得太多，会造成肥胖，增加妊娠期糖尿病、巨大儿等风险。

而我们之所以把这一项检查写在前面也是要提醒孕妈妈们，应该从得知怀孕就开始就注重体重管理，避免体重增长不合理而带来的一系列问题。

Tips

准确称体重的小细节

1. 尽量使用同一台体重秤。

2. 每次都在同一身体状态下称：体重在一天内的不同时刻会相差1千克左右，如吃饭或喝水前后、睡觉前后、大便前后的体重会有所差异。最好选择在清晨起床排便后、早餐前，或沐浴后进行测量，每次选择同样的时间点，能保证测量的准确度。

3. 称重时尽量穿着薄厚相当的衣服，以求精准。

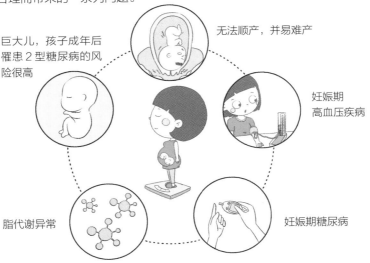

巨大儿，孩子成年后罹患2型糖尿病的风险很高

无法顺产，并易难产

妊娠期高血压疾病

脂代谢异常

妊娠期糖尿病

注：胎宝宝出生时体重超过4000克就是巨大儿。

孕期体重都长哪儿了

胎宝宝要在 40 周的时间里,从一个受精卵成长为一个体重在 3000~3500 克的胎儿,支撑其生长发育的有胎盘、羊水、妈妈的血容量、增大的乳腺和子宫等。这些构成了孕妈妈孕期一部分增长的体重,称之为必要性体重增长,而这些累计增长平均达 12 千克就可以满足需要。

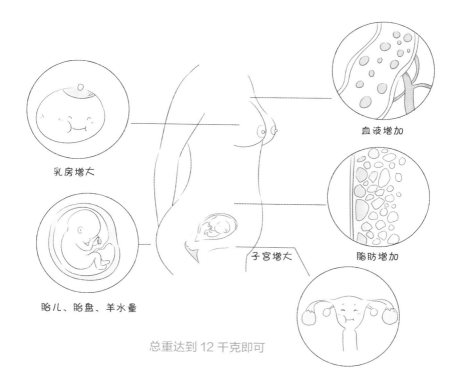

血液增加

乳房增大

脂肪增加

子宫增大

胎儿、胎盘、羊水量

总重达到 12 千克即可

Tips

孕妈妈吃的不等于宝宝长的

孕妈妈不能一味多吃,因为你多吃的部分不一定完全被胎宝宝吸收了,而且胎宝宝也不宜长得太大,所以孕妈妈增重过多,往往都长在自己身上了,不仅容易造成孕期肥胖,产后也不易恢复身材。

• 孕期增重因人而异

对于大多数孕妈妈来说，孕期体重基本在合理范围内，孕期平均增加 12.5 千克即可，但是有些孕妈妈的孕前体重并不理想，偏瘦或者偏胖，因此可以根据孕前体重指数即 BMI 来计算孕期的合理增重。

$$孕前体重指数（BMI）=体重（kg）/[身高（m）]^2$$

怀孕前 BMI 指数	体型	孕期体重 应增加多少	体重管理要求
< 18.5	低体重型	11.0~16.0 千克	适当增加营养，防止营养不良
18.5~23.9	标准型	8~14 千克	正常饮食，适度运动
24.0~27.9	超重型	7~11 千克	严格控制体重，防止体重增加过多
≥ 28.0	肥胖型	< 9.0 千克	饮食加运动，全方位控体重

（2018 年中国卫健委发布的中国妊娠妇女体重增长推荐值）

例如：身高 1.6 米的孕妈妈，体重 50 千克，那 BMI=50÷（1.6×1.6）=19.5，孕前体重属于正常，在孕期的总增重应控制在 12 千克左右。

• 特殊妈妈的体重管理

怀有多胞胎的母亲体重增加不足，容易导致早产、出生时体重过轻等问题，但是体重的增长并不是简单的乘 2。如果孕前体重在正常范围，孕期可以长 16~24.3 千克；如果孕前体重超重，孕期长 13.9~22.5 千克为宜；如果孕前属于肥胖，孕期体重增长应控制在 11.3~ 18.9 千克。

高龄孕妈比 20 多岁的孕妈妈更易发胖，体重增加过多容易导致妊娠期糖尿病，腹中的宝宝长得太大会给分娩带来困难。因此要在怀孕之初就控制体重，孕期体重增加最好别超过 12.5 千克，宜多吃高蛋白、低脂肪食物，少吃甜食。

孕期体重的增长规律

孕期的体重增长是随着胎宝宝的成长速度而有一定变化的，孕妈妈要了解这个规律，适当调节，实现体重的完美增长。

孕早期增长缓慢，增加 1~1.5 千克为宜

胎宝宝
孕 1~3 月，胎宝宝各器官发育尚未成熟，所需的营养并不多。

孕妈妈
体型并没有明显的变化，乳房会略有发胀，此时体重增长较慢，在 1~1.5 千克，甚至孕吐严重的孕妈妈体重不增反降。

饮食
此时不用过分在意体重，没有孕吐的维持孕前的饮食习惯就行，孕吐严重的尽量少食多餐，吃一些清淡易消化的食物。

运动
孕早期胎儿还不太稳定，不建议做大量运动，尤其要避免跑、跳类项目。

孕中期胃口好，每 2 周增重 1 千克

胎宝宝
胎宝宝迅速发育，身长和体重都增长迅猛。

孕妈妈
16~27 周是体重增长加速期，腹部明显凸起，胸围和腰围也明显增加，此时的体重一般是每 2 周增加 1 千克，这是控制体重的关键期。

饮食
注意要均衡饮食，不偏食、不挑食。

运动
适度做运动，比如孕期瑜伽等。

孕晚期体重上升快，每周增重不超过 0.5 千克

胎宝宝
32~35 周是胎宝宝长得最快的，足月后可达到身长 48~51 厘米、体重 3000~3500 克。

孕妈妈
体重上升非常快，即使吃得不多也会长得很快，体重增长要控制在每周不超过 500 克。

饮食
要少而精，讲究质。

运动
适当做运动，运动量不宜过大。

量血压

◦ 积极监测血压，排查妊娠高血压

孕期产检的时候，每次都要测血压并记录。健康年轻女性的平均血压范围是为 100/70 毫米汞柱到 120/80 毫米汞柱，如果孕妈妈的血压在一周内至少有两次高于 140/90 毫米汞柱，而平常的血压都很正常，那么医生会多次测量血压，排查妊娠高血压。

妊娠高血压（原本没有高血压，怀孕后才发生的高血压）一般发生在孕 20 周以后，是孕期常见并发症，发病率高，防治妊娠高血压的意义在于预防更为危险的子痫前期和子痫。因此，孕期关注血压是一种对自己和宝宝负责任的态度。

每个孕妈妈都要重视血压的变化，而以高龄孕妈妈为首的以下人群更是妊娠高血压"青睐"的对象。

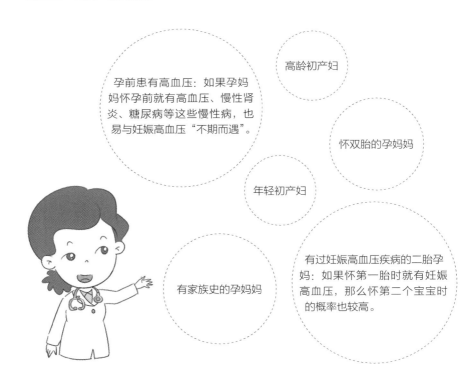

高龄初产妇

孕前患有高血压：如果孕妈妈怀孕前就有高血压、慢性肾炎、糖尿病等这些慢性病，也易与妊娠高血压"不期而遇"。

怀双胎的孕妈妈

年轻初产妇

有家族史的孕妈妈

有过妊娠高血压疾病的二胎孕妈：如果怀第一胎时就有妊娠高血压，那么怀第二个宝宝时的概率也较高。

怎样正确量血压

　　孕妈妈在测血压时，一定要彻底放松，避免情绪紧张。测前最好先安静休息5~10分钟，如果是刚刚做过一些轻微的活动，那么可以多休息一会儿再测量，不然活动后立即测血压会使血压读数虚高。

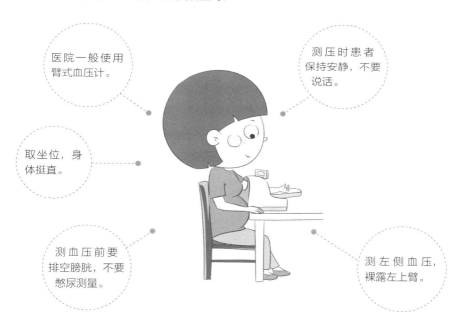

医院一般使用臂式血压计。

测压时患者保持安静，不要说话。

取坐位，身体挺直。

测血压前要排空膀胱，不要憋尿测量。

测左侧血压，裸露左上臂。

教你解读血压数值

　　1. 血压的通常记录形式为两个数字，例如140/80。医生或护士更加关注第二个较小的数字，即舒张压。

　　2. 每一位孕妈妈的测量结果不尽相同，所以不要和其他孕妈比较测量结果，要跟自己的基础血压比较。

　　3. 定期测量血压才能了解血压的波动情况，而不会仅凭某一次的非正常读数就下结论。

　　4. 当血压读数高于正常水平，并且连续几次居高不下时，要引起重视，医生一般会结合尿常规有无蛋白尿的结果进行诊断，并采取相应的治疗。

血常规

- **血常规化验单上的几个关键点**

白细胞（WBC）

参考范围为（3.50~9.50）×10^9/升，白细胞是细胞免疫系统的重要成员，当机体受到感染或异物入侵时，血液中的白细胞数量会升高。但孕妈妈的白细胞会有生理性（正常）升高。若有发热、皮疹等不适症状，白细胞会明显增高，要考虑感染的可能性。

中性粒细胞百分比（NEUT%）

参考范围为50.0%~75.0%，超出此范围说明有感染的可能。

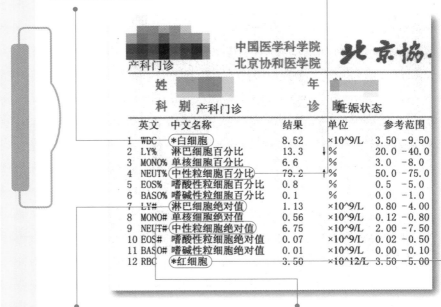

	英文	中文名称	结果	单位	参考范围
		中国医学科学院 北京协			
		产科门诊			
	姓		年		
	科 别 产科门诊		诊	妊娠状态	
1	WBC	*白细胞	8.52	×10^9/L	3.50 - 9.50
2	LY%	淋巴细胞百分比	13.3 ↓	%	20.0 - 40.0
3	MONO%	单核细胞百分比	6.6	%	3.0 - 8.0
4	NEUT%	中性粒细胞百分比	79.2 ↑	%	50.0 - 75.0
5	EOS%	嗜酸性粒细胞百分比	0.8	%	0.5 - 5.0
6	BASO%	嗜碱性粒细胞百分比	0.1	%	0.0 - 1.0
7	LY#	淋巴细胞绝对值	1.13	×10^9/L	0.80 - 4.00
8	MONO#	单核细胞绝对值	0.56	×10^9/L	0.12 - 0.80
9	NEUT#	中性粒细胞绝对值	6.75	×10^9/L	2.00 - 7.50
10	EOS#	嗜酸性粒细胞绝对值	0.07	×10^9/L	0.02 - 0.50
11	BASO#	嗜碱性粒细胞绝对值	0.01	×10^9/L	0.00 - 0.10
12	RBC	*红细胞	3.50	×10^12/L	3.50 - 5.00

淋巴细胞绝对值（LY#）

正常值为（0.80~4.00）×10^9/升，超出此范围说明有感染的可能。

中性粒细胞绝对值（NEUT#）

参考范围为（2.00~7.50）×10^9/升，超出此范围说明有感染的可能。

血红蛋白（HGB）

参考范围为110~150克/升，低于110克/升提示贫血。贫血可引起早产、低体重儿等问题。

红细胞压积（HCT）

参考范围为35.0%~50.0%，如高于50.0%，就意味着血液浓缩。要请医生排除妊娠并发症等。

血小板（PLT）

参考范围为（100~350）×10⁹/升。低于100×10⁹/升，说明凝血功能出现了问题。

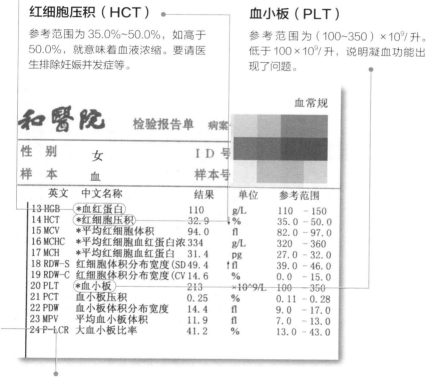

血常规

英文	中文名称	结果	单位	参考范围
13 HGB	*血红蛋白	110	g/L	110 － 150
14 HCT	*红细胞压积	32.9 ↓%		35.0 － 50.0
15 MCV	*平均红细胞体积	94.0	fl	82.0 － 97.0
16 MCHC	*平均红细胞血红蛋白浓	334	g/L	320 － 360
17 MCH	*平均红细胞血红蛋白	31.4	pg	27.0 － 32.0
18 RDW-S	红细胞体积分布宽度(SD	49.4 ↑fl		39.0 － 46.0
19 RDW-C	红细胞体积分布宽度(CV	14.6	%	0.0 － 15.0
20 PLT	*血小板	213	×10^9/L	100 － 350
21 PCT	血小板压积	0.25	%	0.11 － 0.28
22 PDW	血小板体积分布宽度	14.4	fl	9.0 － 17.0
23 MPV	平均血小板体积	11.9	fl	7.0 － 13.0
24 P-LCR	大血小板比率	41.2	%	13.0 － 43.0

红细胞（RBC）

参考范围为（3.50~5.00）×10¹²/升，测定单位体积血液中红细胞的数量，低于正常范围代表血液系统出现了问题。

• 不容忽视的孕期贫血

怀孕期间的女性血容量能增加 1450 毫升，但增加的主要是血浆，血液由血浆和血细胞组成，如果红细胞无法增加就会导致贫血。贫血是孕期最常见的问题，通常在孕 12 周和孕晚期（28~40 周）的血常规化验中会被告知。孕妇血清铁蛋白及血红蛋白检查是最敏感的指标。当血清铁蛋白低于 12 微克 / 升或血红蛋白低于 110 克 / 升时，即可诊断为孕妇贫血，100 克 / 升以下为重度贫血。

轻度贫血对孕妈妈的影响不大，但如果贫血严重，就会导致心跳加快、疲乏无力、食欲减退、情绪低落等症状，还会增加妊娠期高血压疾病的发病率，导致机体抗病能力下降，以及分娩时宫缩不良、产后出血、失血性休克等症。

孕妈妈如果发生缺铁性贫血，很容易导致早产、宝宝体重低及生长迟缓等。如果胎宝宝缺铁，会干扰胎宝宝的正常发育和器官的形成；宝宝在出生后，容易出现缺铁性贫血，影响生长发育、智力及学习能力。

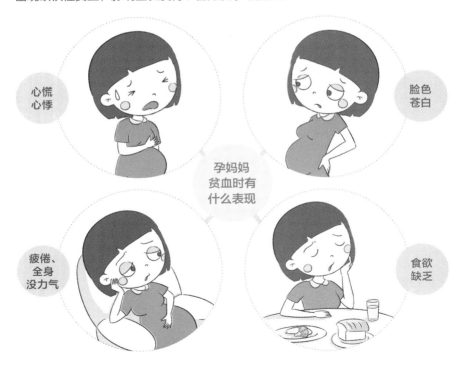

心慌心悸

脸色苍白

孕妈妈贫血时有什么表现

疲倦、全身没力气

食欲缺乏

贫血的预防

红细胞中含血红蛋白，而铁元素又是合成血红蛋白的重要原料，所以，孕期多补铁促进血红蛋白的合成，是预防孕期贫血的首要手段。一般的成年女性每天摄入铁 20 毫克；孕中期以后，需求量会增加，孕 4~7 月，平均每日铁的摄入量应为 24 毫克，孕 8~10 月每天应增加到 29 毫克。

Tips

孕妈妈可适当补充铁剂

孕期仅从饮食中摄取的铁质有时不能满足身体的需要，尤其对于出现明显缺铁性贫血的孕妈妈，可在医生的指导下补充铁剂。

有的孕妈妈认为只要不贫血就不用吃补铁食物，其实铁元素能保证给胎儿正常供氧，还能促进胎儿的正常发育、防止早产，特别是孕中期，不管是否贫血，都要注意补铁。

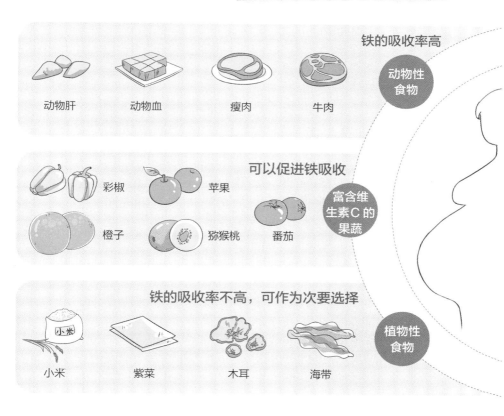

铁的吸收率高

动物肝　　动物血　　瘦肉　　牛肉　　**动物性食物**

可以促进铁吸收

彩椒　　苹果　　橙子　　猕猴桃　　番茄　　**富含维生素C的果蔬**

铁的吸收率不高，可作为次要选择

小米　　紫菜　　木耳　　海带　　**植物性食物**

尿常规

• 为何每次产检都要验尿

也许很多孕妈妈想不明白，为什么每次检查都要验尿。其实，尿常规除了费用相当低、出结果非常快（一般半小时出结果）、属于无创检查外，最重要的是非常有价值。尿常规检查，正常情况下为阴性，如果有下列情况，可能提示某些疾病。

尿蛋白阳性
提示有妊娠高血压、肾脏疾病的可能。

尿糖阳性
孕期可有生理性尿糖，但要警惕是不是有糖尿病。

尿酮体阳性
多与饥饿有关，以及孕吐严重、进食不足有关，也有高血糖的可能性。

尿中有红细胞和白细胞
可能存在尿路感染。

Tips

留意观察尿液颜色

其实孕妈妈们每天都应该查看自己的尿液颜色，尿常规中也有一个对外观的描述，淡黄色、清晰透明是正常的。如果尿色有变化，深黄色可能表示缺水，要检查一下自己是不是喝水比较少；如果尿液呈淡红色或变浑浊要尽快看医生。

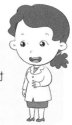

孕妈妈在怀孕初期会有尿频的表现，但是如果如厕时有疼痛感，或尿急的时候难以忍受，要看看是不是有尿路感染等疾病，不要混淆而延误诊治时机。

怎样留尿

虽然尿液样本留下 15 毫升就够了，但也是有讲究的，因为前段尿和后段尿容易被污染，中段尿相比最洁净。同时也提醒孕妈妈们，尿液样本必须清洁，进行此项检查前，要做好外阴清洁，避免带入阴道分泌物。

某些特殊的孕妈妈，比如有妊娠期糖尿病的孕妇，留取尿液的时间最好询问一下你的产检大夫，为了避免饮食因素造成的化验结果异常，可能会对于空腹或饭后检查也有所要求。

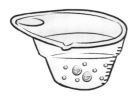

前段尿往往会带进来一些阴道分泌物等

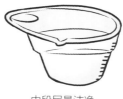

中段尿最洁净

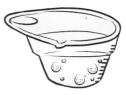

后段尿也容易被污染，有杂质

尿常规检查单

在尿常规检查中，某些项目后面标有"+"的符号，有时候"+"号还不止一个。这是因为许多项目正常的检测结果为阴性，一般用"-"表示，而呈阳性则用"+"号表示，"+"号越多，表示超标越多。单次的检查结果阳性不能说明什么，如果某项指标超过（+）或多次复查均处于（+）左右水平，就有可能提示存在泌尿系统的异常，需要进一步检查来明确。

> **Tips**
>
> *尿常规检查单*
>
> 　1. 留取尿液应使用清洁干燥的容器，即医院提供的一次性尿杯和尿试管。
> 　2. 所留尿液应尽快送实验室检查，因为时间过长会有葡萄糖被细菌分解、管型破坏、细胞溶解等问题出现，影响检查结果的准确性。
> 　3. 在使用某些药物后，可影响检查的准确性。因此，孕妇在做尿常规前需停止服药，若有服药需告知医生。

尿蛋白

正常的情况下，尿中是没有尿蛋白的。如果肾脏的血管有问题了，就会产生蛋白尿，对于孕妈妈来说出现这种情况说明血压有问题。但是有尿蛋白，不一定有问题，如果在留取尿液标本的时候，混入了白带，也有可能会出现尿蛋白。

尿糖

尿里有尿糖可能提示有妊娠期糖尿病的风险。但是正常的孕妈妈如果检查前一天吃了大量甜食或者喝了很多甜饮料等，也容易出现尿糖高。

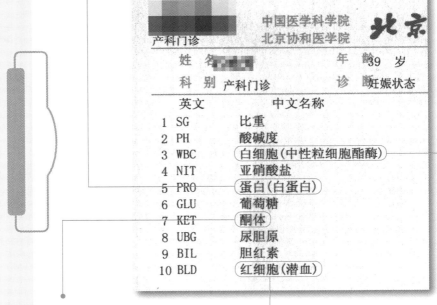

	英文	中文名称
1	SG	比重
2	PH	酸碱度
3	WBC	白细胞(中性粒细胞酯酶)
4	NIT	亚硝酸盐
5	PRO	蛋白(白蛋白)
6	GLU	葡萄糖
7	KET	酮体
8	UBG	尿胆原
9	BIL	胆红素
10	BLD	红细胞(潜血)

中国医学科学院
北京协和医学院 北京

产科门诊

姓　名：　　　　　年　龄 39 岁
科　别 产科门诊　　　　诊　断 妊娠状态

酮体

孕妈妈在饥饿、呕吐、吃得少、发热等状态下可能产生尿酮体，如果偶尔有 1~2 个 "+" 的尿酮体，问题不大。如果持续很多尿酮体，那就要重视了，可能是糖代谢发生障碍或糖尿病酸中毒导致的，要遵医嘱。

红细胞

正常情况下，尿液中没有红细胞，尿液中有红细胞可能是肾炎导致的。但如果尿样中混入了阴道分泌物，特别是孕晚期，分泌物比较多，甚至有少量见红现象，也会导致尿隐血阳性。

白细胞

正常的情况下，尿中没有或只有少量白细胞。如果尿液标本里出现白细胞，孕妈妈还伴有尿频、尿急、尿痛的症状，那可能是泌尿系统感染，需要就医。当然，如果尿液留取的时候混入了白带或是其他分泌物，也有可能产生尿白细胞，这种情况通过多喝水多排尿，基本可以排除隐患。

尿常规

协和醫院　　检验报告单　病案号　▆▆▆▆▆▆

性　别	女	ID号	▆▆▆▆▆
样　本	尿	样本号	20140915BAC392

结果	单位	参考范围
1.025		1.005 - 1.030
6.0		5.0 - 8.0
NEG	Cells/µl	<15
NEG		NEG
NEG	g/L	NEG
NEG	mmol/L	NEG
NEG	mmol/L	NEG
3.2	µmol/L	3 - 16
SMALL	µmol/L	NEG
NEG	Cells/µl	<25

Tips

妊娠期糖尿病的孕妈妈更要重视尿酮体

　　1型糖尿病的孕妇发生糖尿病酮症酸中毒的危险性大大增加，2型糖尿病的孕妈妈如果没有进食足够的碳水化合物也可能出现尿酮体。酮体能通过胎盘到达胎儿体内，导致胎儿宫内缺氧，还可能使胎儿神经组织受损，影响智力发育。因此糖尿病妇女妊娠时要经常监测尿酮体，以尿酮体阴性为宜。

心电图

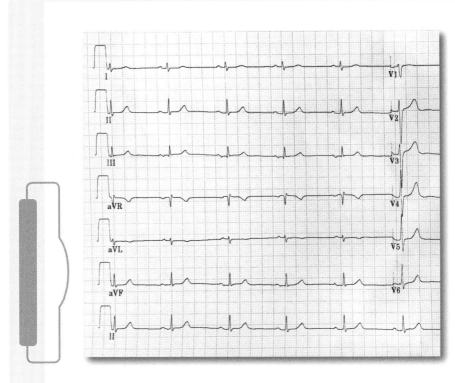

心电图纸

心电图是记录在布满大小方格的纸上的，这些方格中每一条细竖线相隔 1 毫米，每一条细横线也是相隔 1 毫米，它们围成了 1 毫米见方的小格。

Q 波

Q 波是在出现向上的波之前出现的明确的向下的波形。如果它很小，宽度不到 0.04 秒，深度不足 0.15 毫伏，我们将它记做 q 波；若它高且宽，才被称作 Q 波；当然有时它是缺无的。

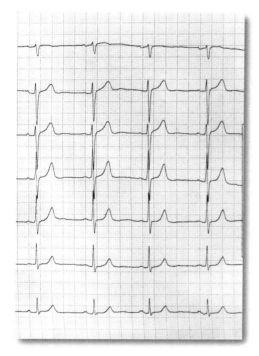

u 波

T 波后的一个很微小的波，正常的 u 波并不是在每一个导联中都显而易见，它究竟代表什么尚无定论。

P 波

最先出现的一个振幅不高的圆钝波形，它记录的是窦房结激动到右、左心房激动的过程。

P-R 间期

正常的窦性心律时，它的范围是在 0.12~0.20 秒，当然在心率加快时，它也可以相应地略为缩短。

QRS 波群

继 P 波之后出现的一个狭窄但振幅高的波群，可看作是心室收缩开始的心电图表现。

T 波

上个波群暂停之后出现的波，代表着心室的复极（心室的舒张），以备下一次心室的除极。观测 T 波我们要注意它的方向、形态和高度（深度）。异常高尖的 T 波往往出现在心肌梗死的早期或高钾血症。

ST 段

观察 ST 段主要是看它是抬高还是压低，以及它的形态，正常的 ST 段是上斜型的，如果出现水平或下斜型的 ST 段，表示异常。Q-T 间期，测定的是 QRS 波群的起始至 T 波的终结的时间，在一定程度上反映了除极和复极的时间。

TORCH 检查

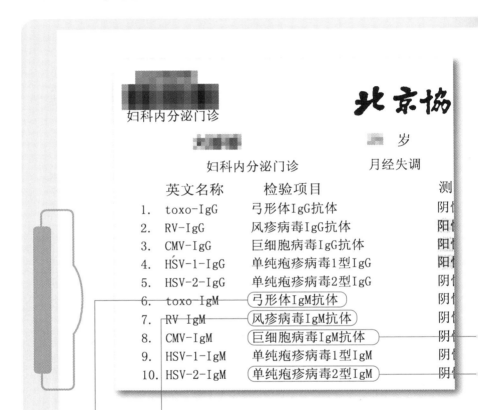

妇科内分泌门诊

北京协

妇科内分泌门诊 月经失调

	英文名称	检验项目	测
1.	toxo-IgG	弓形体 IgG 抗体	阴性
2.	RV-IgG	风疹病毒 IgG 抗体	阳性
3.	CMV-IgG	巨细胞病毒 IgG 抗体	阳性
4.	HSV-1-IgG	单纯疱疹病毒 1 型 IgG	阳性
5.	HSV-2-IgG	单纯疱疹病毒 2 型 IgG	阴性
6.	toxo-IgM	弓形体 IgM 抗体	阴性
7.	RV-IgM	风疹病毒 IgM 抗体	阴性
8.	CMV-IgM	巨细胞病毒 IgM 抗体	阴性
9.	HSV-1-IgM	单纯疱疹病毒 1 型 IgM	阴性
10.	HSV-2-IgM	单纯疱疹病毒 2 型 IgM	阴性

风疹病毒 IgM 抗体 (RV-IgM)

正常结果为阴性。如检测结果为阳性，一般来说，发热 1~2 天后出现皮疹，先见于面部，迅速蔓延全身，为粉红色斑丘疹，可持续 3 天左右，疹退后病情逐渐好转而恢复。

弓形体 IgM 抗体 (toxo-IgM)

正常结果为阴性。先天性弓形体病的预后比较差，因此，一旦发现阳性，需要进一步检查。

TORCH

和醫院

女

血

定结果		单位	参考范围
生(-)	0.14		阴性
生(+)	2.79		双份血无阳转
生(+)	2.23		双份血无阳转
生(+)	5.04		双份血无阳转
生(-)	0.04		双份血无阳转
生(-)	0.13		阴性
生(-)	0.10		阴性
生(-)	0.13		阴性
生(+)	0.21		阴性
生(-)	0.18		阴性

巨细胞病毒 IgM 抗体（CMV-IgM）

正常结果为阴性。孕晚期如果查出巨细胞病毒，需择期进行剖宫产手术，以避免胎儿经阴道分娩时，吸入分泌物被感染。孩子出生后要人工喂养，防止母乳中的巨细胞病毒由乳汁传染给婴儿。

单纯疱疹病毒 2 型 IgM（HSV-2-IgM）

正常结果为阴性。如发现有感染的迹象或检查呈阳性，应去条件较好的医院对胎儿进行检测。与此同时，对可能受感染的胎儿进行严密观察，若发现问题，应在医生的指导下终止妊娠。

肝肾功能检查

丙氨酸氨基转移酶（ALT）

正常参考值为7~40单位/升（U/L）。这是催化丙酮酸和谷氨酸之间的氨基转移的酶，是作为肝脏、心肌病变以及细胞坏死诊断、鉴别和预后观察的依据。

中国医学科学院
北京协和医学院
北京协和

产科门诊

	年　龄	39 岁	性　别
姓　名			
科　别　产科门诊	诊　断	妊娠状态	样

	检验项目	结果	单位	参考范围	
1 ALT	*丙氨酸氨基转移酶	114	↑ U/L	7-40	13
2 TP	总蛋白	72	g/L	60-85	14
3 Alb	白蛋白	42	g/L	35-52	15
4 A/G	白蛋白球蛋白比	1.4		1.0-2.5	16
5 TBil	总胆红素	9.3	μmol/L	5.1-22.2	17
6 DBil	直接胆红素	2.1	μmol/L	0-6.8	18
7 GGT	*谷氨酰转肽酶	16	U/L	7-45	19
8 ALP	*碱性磷酸酶	68	U/L	35-100	20
9 AST	*天门冬氨酸氨基转移酶	71	↑ U/L	13-35	21
10 TBA	总胆汁酸	0.8	μmol/L	<10.0	22
11 LD	*乳酸脱氢酶	145	U/L	0-250	23
12 ChE	胆碱酯酶	7.0	kU/L	5.0-12.0	

总胆红素（TBil）

正常参考值为5.1~22.2微摩/升（μmol/L）。总胆红素包括直接胆红素和间接胆红素，大部分来源于衰老红细胞被破坏后产生的血红蛋白。它主要用来诊断肝脏疾病。

碱性磷酸酶（ALP）

正常参考值为35~100单位/升（U/L）。ALP在妊娠早期会轻度升高，晚期升高2~4倍。主要用来检测肝脏疾病。数值不在正常范围的，要注意补钙和维生素D。

天门冬氨酸氨基转移酶（AST）

正常参考值为13~35单位/升（U/L）。它主要存在于肝脏组织当中，是诊断肝细胞实质损害的主要项目。

肌酐（酶法）[Cr（E）]

正常参考值为 45~84 微摩 / 升（μmol/L）。肌酐是人体肌肉代谢的产物，一般由肾脏排出体外。肌酐是肾脏功能的重要指标，检测该项是了解肾功能的主要方法之一。孕妈妈的肌酐可能出现轻度降低。

肝全＋肾全

	医院	检验报告单	病案号	
别	女		ID号	
本	血		样本号	20140915AUJ408

	检验项目	结果	单位	参考范围
K	*钾	4.2	mmol/L	3.5-5.5
Na	*钠	137	mmol/L	135-145
Cl	*氯	103	mmol/L	96-111
TCO2	总二氧化碳	23.3	mmol/L	20.0-34.0
Ca	*钙	2.31	mmol/L	2.13-2.70
Cr(E)	*肌酐(酶法)	43 ↓	μmol/L	45-84
Urea	*尿素	3.36	mmol/L	2.78-7.14
Glu	*葡萄糖	4.0	mmol/L	3.9-6.1
UA	*尿酸	249	μmol/L	150-357
P	*无机磷	1.31	mmol/L	0.81-1.45
PA	前白蛋白	195 ↓	mg/L	200-400

尿素（Urea）

正常参考值为 2.78~7.14 毫摩 / 升（mmol/L）。尿素氮是人体内氮的主要代谢产物，正常情况下，经由肾小球滤过随尿液排出体外。测定它的含量可以粗略估计肾小球的过滤功能，是肾功能的主要指标之一。

直接胆红素（DBil）

正常值为 0.0~6.8 微摩 / 升（μmol/L）。直接胆红素升高主要见于肝细胞性黄疸、阻塞性黄疸。

前白蛋白（PA）

正常参考值为 200~400 毫克 / 升（mg/L），它反映营养状况、肝功能等。孕妈妈要维持正常的生理活动，还要供给胎儿发育需要的营养，前白蛋白孕期略微偏低一点也是正常的，建议多吃鸡蛋、牛奶、牛肉、大豆等高蛋白食物来补充。

乙肝、丙肝及传染疾病检查

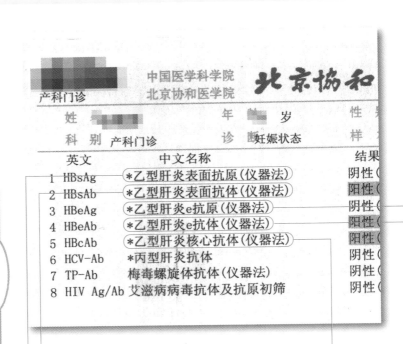

乙肝、丙肝及传染疾病检查

中国医学科学院
北京协和医学院

北京协和

产科门诊

姓　　　　　年　　　岁　　　性别
科　别　产科门诊　　诊断　妊娠状态　样

英文	中文名称	结果
1　HBsAg	*乙型肝炎表面抗原(仪器法)	阴性
2　HBsAb	*乙型肝炎表面抗体(仪器法)	阳性
3　HBeAg	*乙型肝炎e抗原(仪器法)	阴性
4　HBeAb	*乙型肝炎e抗体(仪器法)	阳性
5　HBcAb	*乙型肝炎核心抗体(仪器法)	阳性
6　HCV-Ab	*丙型肝炎抗体	阴性
7　TP-Ab	梅毒螺旋体抗体(仪器法)	阴性
8　HIV Ag/Ab	艾滋病毒抗体及抗原初筛	阴性

乙型肝炎表面抗体（HBsAb）

正常值为阴性，＜10.0。此项结果是检测体内是否有保护性。检查结果呈阳性，表明身体对乙肝病毒已经产生免疫力了，是好事。

乙型肝炎表面抗原（HBsAg）

正常值为阴性，＜0.05。此项结果是检测体内是否存在乙肝病毒。阳性就表明已经发现"敌情"——体内已经有病毒了。

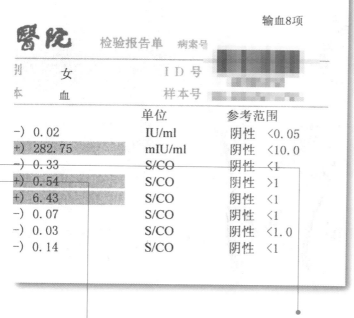

醫院　检验报告单　病案号

别	女	ID号	
本	血	样本号	

	单位	参考范围	
-) 0.02	IU/ml	阴性	<0.05
+) 282.75	mIU/ml	阴性	<10.0
-) 0.33	S/CO	阴性	<1
+) 0.54	S/CO	阴性	>1
+) 6.43	S/CO	阴性	<1
-) 0.07	S/CO	阴性	<1
-) 0.03	S/CO	阴性	<1.0
-) 0.14	S/CO	阴性	<1

乙型肝炎 e 抗原（HBeAg）

正常值为阴性，＜1。此项结果是检测体内的病毒是否复制及具有传染性。如呈现阳性，表示病毒正在积极"扩军"，传染性大。

乙型肝炎 e 抗体（HBeAb）

正常值为阴性，＞1。此项结果是检测体内的病毒是否受到抑制。

乙型肝炎核心抗体（HBcAb）

正常值为阴性，＜1。此项结果是检测体内是否感染过乙肝病毒。如呈现阳性，表示感染的过去式或现在进行时，核心抗体是个永久性的烙印，只要曾经感染过乙肝病毒，就会持续存在。

血型检查

• 为什么要检查血型

抽血检查血型，可以及时预防新生儿溶血症的发生，同时也为输血做准备，一旦孕妈妈出现早期流产、宫外孕、前置胎盘、胎盘早剥、分娩过程中大出血等情况时，都可以及时输血。

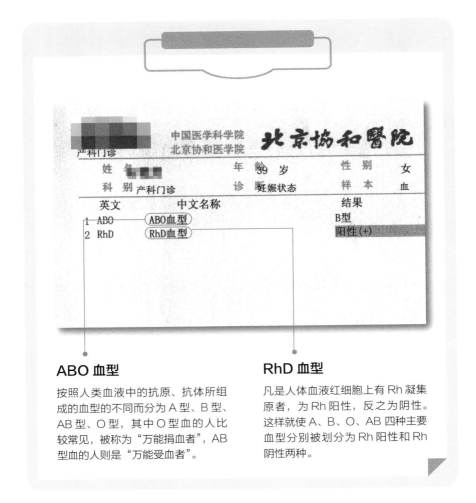

ABO 血型

按照人类血液中的抗原、抗体所组成的血型的不同而分为 A 型、B 型、AB 型、O 型，其中 O 型血的人比较常见，被称为"万能捐血者"，AB 型血的人则是"万能受血者"。

RhD 血型

凡是人体血液红细胞上有 Rh 凝集原者，为 Rh 阳性，反之为阴性。这样就使 A、B、O、AB 四种主要血型分别被划分为 Rh 阳性和 Rh 阴性两种。

常见的 ABO 血型

最多而常见的血型为 ABO 血型，分为 A、B、AB、O 四型；其次为 Rh 血型系统。不同血型的父母，可以生出什么血型的宝宝呢？

父母血型	子女血型	子女不应有的血型
O+O	O	A、B、AB
O+A	A、O	B、AB
O+B	B、O	A、AB
O+AB	A、B	O、AB
A+A	A、O	AB、B
A+B	AB、A、B、O	
A+AB	A、B、AB	O
B+B	B、O	A、AB
B+AB	A、B、AB	O
AB+AB	A、B、AB	O

Rh 血型

Rh 血型系统是一种血型分类方法，Rh 血型检查和 ABO 血型同等重要。

据有关资料介绍，Rh 阳性血型在中国汉族及其他大多数民族人口中约占 99.7%，个别少数民族中约为 90%；而 Rh 阴性血型比较稀有，在中国全部人口中只占 0.3%~0.4%，所以 Rh 阴性血型又被称为"熊猫血"，其中 AB 型 Rh 阴性血更加罕见，仅占中国总人口的 0.034%。

Rh 阳性（Rh+）是显性基因，Rh 阴性（Rh-）是隐性基因。双亲血型均为 Rh+，并同时将 Rh- 基因遗传给子代，其子一代即表现为 Rh-；当双亲中只有一人是 Rh- 时，其子女为 Rh- 的机会增大；当双亲均为 Rh- 时，子女血型肯定为 Rh-，不可能出现 Rh+。

● 新生儿溶血症: ABO 溶血和 Rh 溶血

大部分 ABO 溶血病症状比较轻微,有 ABO 溶血可能的新生儿在出生第七天前后也就是黄疸发生的高峰期,应该做胆红素测定。孕妈妈不必过于担心,大部分不会发生溶血,即使发生了也只是出现稍微严重一点的黄疸,照一下蓝光就没事了。只有极低的比例才会出现严重的贫血和高胆红素血症,需输血治疗。

Rh 溶血则比较复杂,Rh 阴性的孕妈妈在怀孕早期(甚至怀孕之前)必须进行 Rh 血型鉴定,整个孕期都要谨遵产检医生的要求,做好各项检查,一旦发生 Rh 溶血必须进行 Rh 抗体检查。

Tips

第一次怀孕的,孕妈和准爸要一起查血型

现在大部分医院血型检查就是对孕妈妈和准爸爸做两套血型系统检查,一个 ABO 系统,一个 RH 系统血型,如果当地医院查不了就到当地血液中心检查。第一次怀孕第一次测定最好是夫妇两人共同去检查,以了解夫妇基础资料和抗体基础水平。检测可在妊娠第 16 周进行,然后于第 28~30 周做第二次测定。

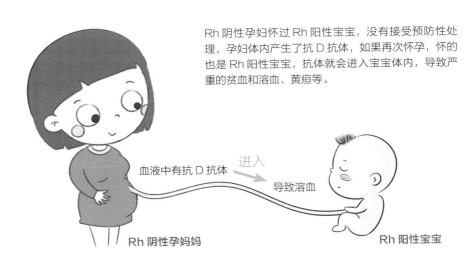

Rh 阴性孕妇怀过 Rh 阳性宝宝,没有接受预防性处理,孕妇体内产生了抗 D 抗体,如果再次怀孕,怀的也是 Rh 阳性宝宝,抗体就会进入宝宝体内,导致严重的贫血和溶血、黄疸等。

血液中有抗 D 抗体　　进入　　导致溶血

Rh 阴性孕妈妈　　　　　　　　Rh 阳性宝宝

甲状腺功能检查

甲状腺跟怀孕有什么关系

在备孕阶段，医院的孕检要求里会包含甲状腺功能的检查，如果孕前没有做这项检查的孕妈妈，在孕 8 周之前最好补做此项检查。

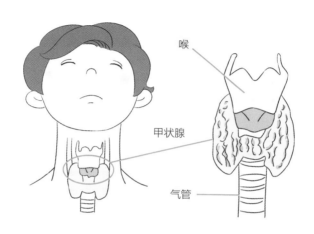

喉

甲状腺

气管

甲状腺是人体的一个内分泌器官，位于脖子上喉结下方约 2~3 厘米的地方，自己就能摸到。其主要功能是凝聚全身的碘元素，分泌甲状腺激素，从而调节人体体温，促进骨骼生长发育，影响心脏、血液等系统。它跟怀孕的关系，直白来说就是怀孕可使已有的甲状腺疾病加重，也会增加甲状腺疾病发生的风险，而未控制的甲状腺疾病会影响宝宝的神经和智力发育。

妊娠甲状腺疾病对母婴的危害不亚于妊娠期高血压疾病、妊娠期糖尿病等孕期常见病，更可怕的是早期没有明显的症状，所以即使孕前没有甲状腺疾病，孕期也没有出现甲状腺异常的症状，孕妈们也还是要做甲状腺的检查。

甲状腺功能检查单

甲状腺功能检查起来很方便，主要是抽取静脉血化验甲功五项，不需要空腹，不受饮食的影响，干扰因素少，检查结果重点关注促甲状腺激素（TSH）、血清游离甲状腺素（FT4）。甲亢和甲减是比较常见的甲状腺疾病。

中国医学科学院
北京协和医学院 北京协和醫

产科门诊

| 姓名: | | 年龄:43 岁 | | 性别: |
| 科别:产科门诊 | | 诊断:妊娠状态 | | 样本:血 |

	英文	中文名称	结果
1	FT3	游离三碘甲状腺原氨酸	3.36
2	FT4	游离甲状腺素	1.260
3	T3	三碘甲状腺原氨酸	1.390
4	T4	甲状腺素	8.50
5	TSH3	促甲状腺激素	0.293
6	A-Tg	甲状腺球蛋白抗体	<10.00
7	A-TPO	甲状腺过氧化物酶抗体	6.38

备注:

申请医生:
采样时间:2016.05.13 10:10
本报告仅对送检样本负责。*标记项目为北京市三甲医院互认项目。
医院地址:北京市东城区帅府园一号　邮编:100730

检　验　者:
送检时间:2016.05.13 12:45
实验室:内分

A-TPO

甲状腺过氧化物酶抗体,对于慢性淋巴细胞性甲状腺炎、甲状腺功能亢进症、原发性甲状腺功能减退症,有辅助诊断、疗效考核价值。参考范围:<34 国际单位 / 毫升(IU/ml)。

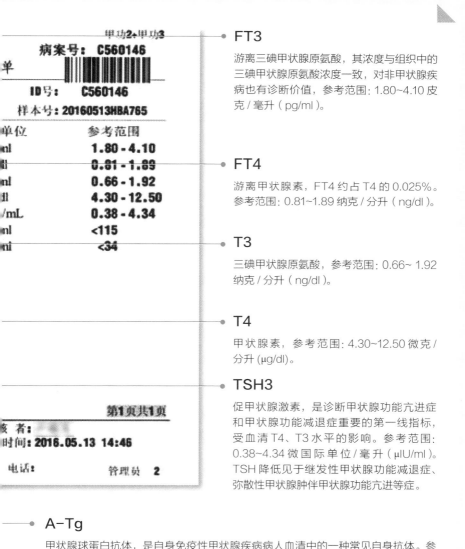

甲功2+甲功3

病案号：C560146

ID号：C560146

样本号：20160513HBA765

单位	参考范围
ml	1.80 - 4.10
dl	0.81 - 1.89
ml	0.66 - 1.92
dl	4.30 - 12.50
/mL	0.38 - 4.34
ml	<115
ml	<34

第1页共1页

者：

时间：2016.05.13 14:46

电话：　　　　　管理员　2

FT3

游离三碘甲状腺原氨酸，其浓度与组织中的三碘甲状腺原氨酸浓度一致，对非甲状腺疾病也有诊断价值，参考范围：1.80~4.10 皮克 / 毫升（pg/ml）。

FT4

游离甲状腺素，FT4 约占 T4 的 0.025%。参考范围：0.81~1.89 纳克 / 分升（ng/dl）。

T3

三碘甲状腺原氨酸，参考范围：0.66~ 1.92 纳克 / 分升（ng/dl）。

T4

甲状腺素，参考范围：4.30~12.50 微克 / 分升 (µg/dl)。

TSH3

促甲状腺激素，是诊断甲状腺功能亢进症和甲状腺功能减退症重要的第一线指标，受血清 T4、T3 水平的影响。参考范围：0.38~4.34 微国际单位 / 毫升（µIU/ml）。TSH 降低见于继发性甲状腺功能减退症、弥散性甲状腺肿伴甲状腺功能亢进等症。

A–Tg

甲状腺球蛋白抗体，是自身免疫性甲状腺疾病病人血清中的一种常见自身抗体。参考范围：<115 国际单位 / 毫升（IU/ml）。

什么是甲状腺激素

甲状腺激素是指在甲状腺中合成和分泌的激素，主要分为T4（甲状腺素）、T3（三碘甲状腺原氨酸）、FT4（游离甲状腺素）、FT3（游离三碘甲状腺原氨酸），这些激素通过血液运输到全身各处，再通过与细胞内的受体结合来发挥它的生理作用。而真正起生理作用的激素是FT3，T4、T3、FT4都是它的储备库。我们经常听到"甲亢、甲减"，简单理解甲亢就是体内甲状腺激素多了，反之，甲减就是体内甲状腺激素少了。

孕期碘的需求

甲状腺激素合成的原料是碘。由于孕期甲状腺激素合成增加、胎儿对碘的需求以及肾脏碘排泄增加，因此WHO推荐妊娠期和哺乳期妇女碘摄入量为200~250微克/天。《中国居民膳食指南（2016）》建议，除了每天常规食用碘盐（碘盐仅可获得推荐量的50%左右）外，孕妇应常吃富含碘的海产品，比如海带（鲜，100克）、紫菜（干，2.5克）、裙带菜（干，0.7克）、贝类（30克）、海鱼（40克），可分别提供碘110微克。

TSH指标高于妊娠期正常值上限

妊娠期间的促甲状腺激素（TSH）正常值，根据美国甲状腺协会（ATA）建

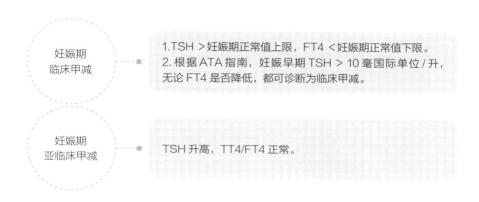

妊娠期
临床甲减

1.TSH >妊娠期正常值上限，FT4 <妊娠期正常值下限。
2.根据 ATA 指南，妊娠早期 TSH > 10 毫国际单位 / 升，无论 FT4 是否降低，都可诊断为临床甲减。

妊娠期
亚临床甲减

TSH 升高，TT4/FT4 正常。

议：妊娠早期 TSH 正常值为 0.1~2.5 毫国际单位 / 升，妊娠中期为 0.2~3.0 毫国际单位 / 升，妊娠晚期为 0.3~3.0 毫国际单位 / 升（非妊娠成人 TSH 参考范围为 0.5~5.0 毫国际单位 / 升）。

TSH 低于正常下限

当 TSH 低于正常下限时，应明确是由妊娠一过性甲亢引起的生理现象还是由妊娠合并甲亢引起的。

孕期胎盘分泌大量的绒毛膜促性腺激素（hCG），hCG 与垂体 TSH 结构很相似，即 hCG 也有一定的 TSH 的作用，可抑制 TSH 的分泌。当 hCG 分泌显著增多时，大量 hCG 刺激甲状腺滤泡细胞表面的 TSH 受体，甲状腺分泌甲状腺激素增多，出现甲亢，亦称"妊娠一过性甲亢（GTT）"，同时 TSH 可出现一过性的降低。对于这种情况，多不需要用药物治疗，是生理的正常现象。随着妊娠过程的进展，胎盘分泌的 hCG 逐渐减低甚至消退，到孕中期可恢复正常。

妊娠合并甲亢也会出现 TSH 降低，同时会出现血清 TT4、FT4 增高。对于这种情况要及时到内分泌科就诊，采取合适的治疗方法，医生一般会首选使用抗甲状腺药物。

妊娠期间，如何监测甲状腺功能

孕期甲状腺功能异常时，应每 2~4 周测定 FT4 和 TSH，甲状腺功能正常后，可每 4~6 周测定 FT4 和 TSH。

一图读懂 **孕 8~12 周去医院建档**

什么是建档

孕妈妈在孕 6 周之后到社区医院办理《母子健康档案》，在 12 周左右带着相关证件到你想要在整个孕期进行检查和分娩的医院做各项基本检查，医生看完结果，各项指标都符合条件，允许你在这个医院进行产检、分娩的过程。建议孕妈妈在同一家医院进行连续的产检，避免出现漏项。

怎么办理《母子健康档案》

夫妻双方都是本地户口

携带双方的身份证、户口本、生育服务证原件到女方户口所在地街道所属医院的保健科办理。

夫妻一方是本地户口

携带本地一方的户口本、身份证、生育服务证原件以及非本地一方的身份证原件，到本地一方户口所在地街道所属医院的保健科办理。

夫妻双方都是外地户口

咨询街道所属的社区医院保健科。

建档时必须要做的检查

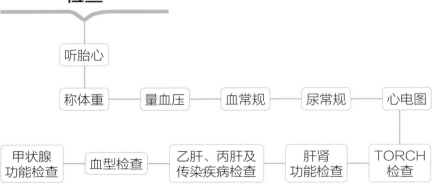

孕 11~13 周早期排畸
—NT（颈项透明层）检查

重点提醒

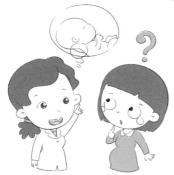

11-13 周做 NT 检查

颈项透明层在 11 周之前没形成，14 周之后就会消失

NT 就是测胎儿颈项透明层的厚度

做 B 超时，胎宝宝应该是面部朝上

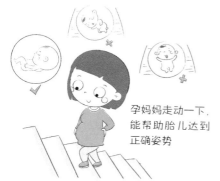

孕妈妈走动一下，能帮助胎儿达到正确姿势

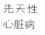

先天性心脏病

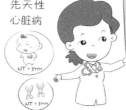

染色体异常

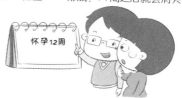

NT 不过关也不要过于担心，需要做绒毛活检、羊水穿刺等来进一步确定

NT 检查

NT 是什么

NT（nuchal translucency）就是颈项透明层的厚度，也就是胎宝宝脖子后面有一层组织积液，那层组织积液的最大厚度就是 NT 值。

NT 是早期排畸的一种手段，颈项透明层增厚与胎儿染色体核型、胎儿先天性心脏病以及其他结构畸形有关，颈项透明层越厚，胎儿异常的概率越大。但 NT 不能直接判定胎宝宝是否真的患病，当检查值偏高时，家长们需要考虑进一步的诊断性检测。大可放心，这项检查对胎宝宝是没有任何损伤的。

最佳时间

此检查是通过 B 超扫描孕妈妈腹部，不需要空腹，也不需要憋尿，但是一定不要错过孕 11~13 周，否则就没有意义了。在怀孕 11~13 周期间，如果胎儿是唐氏儿或者是心脏发育不好的话颈项透明层会增厚。11 周之前胎宝宝太小了，扫描不出来，而过了 14 周，过多的液体可能被宝宝正在发育的淋巴系统吸收。

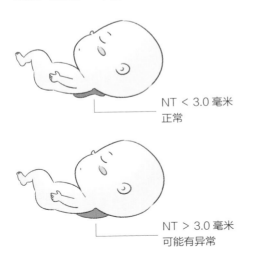

NT < 3.0 毫米
正常

NT > 3.0 毫米
可能有异常

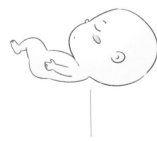

过了孕 14 周，胎宝宝的颈项透明层就消失了。所以说，这层液体只是胎宝宝发育过程中的一个过客，类似于小蝌蚪的尾巴长着长着就没了，因此一定不要无端错过检查时间。

NT 值多少为正常

NT 值多少才算过关呢？关于这个临界厚度，有些医院定为 3 毫米，不超过 3 毫米被视为正常，而有些医院则告诉 NT 超过 2.5 毫米的孕妈妈要提高警惕。

大可以对你所产检的医院（前提是正规医院）放心，各医院只是根据检查的时间差异而截取不同的参考值而已。

北京协和医院以 3 毫米为临界值（所以下文也以此为标准进行阐述），只要 NT 的数值低于 3 毫米，都表示胎儿正常，无需担心。而高于 3 毫米，则要考虑唐氏综合征等染色体疾病的可能，需要做绒毛活检或羊水穿刺的检查，以进一步排查畸形。

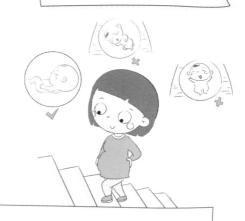

NT 值异常说明胎儿有问题吗

NT 值小于 3 毫米，孕妈妈很安心，可是如果超过 3 毫米则提示胎儿有畸形的可能，而且 NT 值越大胎儿异常的概率往往越大。NT 值异常主要提示：

- **染色体异常**

主要是 21- 三体综合征和特纳综合征。特纳综合征为性染色体异常，即 45，X。

- **先天性心脏畸形**

NT 增厚，如果排除染色体异常的可能，还可能有先天性心脏畸形的风险。所以，NT 增厚，需要孕 24 周进行胎儿心脏超声检查。

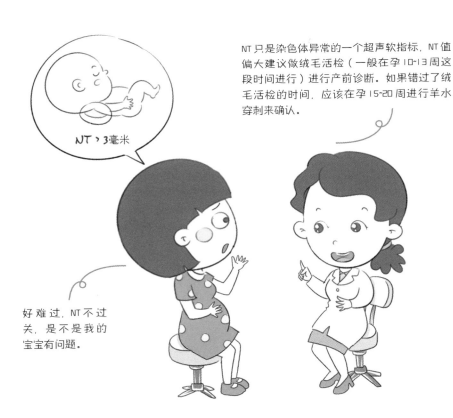

NT 只是染色体异常的一个超声软指标，NT 值偏大建议做绒毛活检（一般在孕 10-13 周这段时间进行）进行产前诊断。如果错过了绒毛活检的时间，应该在孕 15-20 周进行羊水穿刺来确认。

NT＞3毫米

好难过，NT 不过关，是不是我的宝宝有问题。

NT 异常还要做什么检查

NT 异常通常就不建议进行唐筛检查了。需要做绒毛活检进一步的检查（一般在孕 10~13 周这段时间进行）进行产前诊断。如果错过了绒毛活检的时间，应该在孕 15~20 周进行羊水穿刺。

大夫，我老婆已经做了绒毛活检，还需要在孕中期做羊水穿刺吗？

绒毛活检结果正常，不需要再做羊穿。绒毛活检在检测数百种遗传病和染色体异常疾病方面的准确性能达到 99% 以上。有 1% 的可能性绒毛活检的结果为假阳性，就是说从胎盘获取的培养细胞中含有异常的染色体，但胎儿是正常的。那么就必须做羊水穿刺，以确定宝宝是否真的有问题。

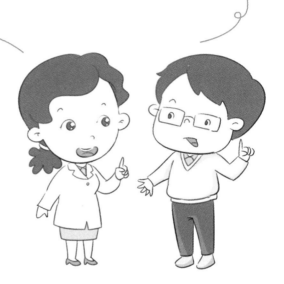

Tips

绒毛穿刺取样常在妊娠 10~13 周之间进行。根据胎盘的位置选择最佳的穿刺点，可采用经宫颈或经腹穿刺取样。该方法具有快速、避免团体细胞污染等特点，但可出现滋养层细胞细胞核型与胎儿细胞核型不符的现象。

绒毛活检的适用人群及注意事项基本和羊水穿刺一样，需要用穿刺针从胎盘绒毛边缘部分抽取 20 毫克左右绒毛，以进行培养、检测。绒毛活检可在孕早期对胎宝宝进行遗传检测，但其检测范围较羊水穿刺稍窄，如无法检测羊水 AFP 用于胎儿神经管缺陷筛查。

孕 11~13 周早期排畸

—NT（颈项透明层）检查

NT 是什么

NT 就是颈项透明层的厚度，也就是胎宝宝脖子后面有一层组织积液，那层组织积液的最大厚度就是 NT 值。

什么时间做最好

应该在孕 11~13^{+6} 周做此项检查，错过这个时间做就没有意义了。

NT 值多少为正常

NT < 3.0 毫米，为正常；NT > 3.0 毫米，可能有异常

NT 异常后还要做什么检查

一般在孕 10~13 周进行绒毛活检进行产前诊断。如果错过了绒毛活检的时间，应该在孕 15~20 周进行羊水穿刺。

1 孕期感冒了怎么办?

怀孕后一旦感冒,孕妈妈们总是很纠结,不知道该不该吃药。其实要根据感冒症状以及轻重程度来对待。普通感冒,表现为发烧、流鼻涕、嗓子疼,一般一周可自愈;流行性感冒则表现为急起高热,全身疼痛、浑身乏力、轻度呼吸道症状,一般也能自愈,也可能需要药物辅助。

不管何种感冒都要多喝水、多休息,尽量不吃药,低烧时采用物理法降温,比如洗温水澡、用温水擦拭身体、泡脚等;当发烧达到38.5℃的时候则需要服用退烧药。对乙酰氨基酚是孕期使用广泛和相对安全的退烧药,按照说明剂量使用。如果嗜睡或高烧持续不退,一定要尽快就医。切记不要擅自使用抗生素以及成分复杂的止咳药和复方感冒药。

2 孕期长得越胖,生完孩子奶水就多吗?

孕期的营养是可以为产后泌乳做准备的,但是并不是孕期体重增长越多产后奶水就越多。产后的奶水受开奶时间、哺乳姿势和方法、饮食、心情以及个人体质的影响,并不取决于孕期长胖的程度。孕期要合理饮食,保持合理的体重增长,这样才能使乳汁中的营养均衡全面。

3 叶酸要怎么补?

叶酸是胎宝宝大脑发育的关键营养素,孕期补充可预防胎儿神经管畸形。叶酸需要从孕前3个月开始补充,每天摄取400微克,并持续整个孕期。菠菜、芦笋等深绿色蔬菜,橘子、橙子、柠檬等柑橘类水果,动物肝脏,牛奶及乳制品,豆类、坚果类、谷类等是叶酸的好来源。食物中的天然叶酸具有不稳定性,仅靠食补往往达不到孕期的需求,应在食补的同时服用叶酸片。

Q4 明明确定怀孕了，
为什么月经日还有少量经血？

第一个可能性：胚胎着床的时候，有的孕妈妈会有少量出血现象，但持续时间很短、血量很少，没有不适症，如果着床日和月经日赶在一起，可能被误认为是月经。

第二个可能性：有的女性怀孕后卵巢分泌的孕激素水平比较低，导致一小部分子宫内膜继续脱落（经血其实就是脱落的子宫内膜），但月经量比正常时期少很多，一般怀孕三个月胎盘形成，孕激素水平稳定后就不会出现月经了。

宫外孕和先兆流产也会伴有出血现象，但血量会较多，并且伴有腹痛等明显不适症状，这时情况要立即去门诊检查。

Q5 孕早期吃什么都吐，要怎么办？
会影响宝宝吗？

孕吐严重时，会吃不下食物，很多人都担心会对胎儿产生不良影响。其实，孕早期的胎儿很小，孕妈妈体内积蓄的营养足够供给胎儿成长，因此不必为营养而忧心。这时，可以吃些苏打饼干、吐司，喝些果蔬汁，有助于缓解呕吐。

但是，孕吐非常严重完全吃不下食物时，或是呕吐导致脱水、筋疲力尽的时候，就应该去医院看一下了。因为严重的孕吐会对胎儿肝脏、心脏、肾脏、大脑等产生严重影响，甚至导致流产。

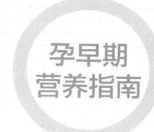

孕早期
营养指南

在孕早期，只要孕妈妈不偏食、不挑食，日常饮食基本可以满足自身和胎儿的需要，没必要大补特补。

维持孕前平衡饮食，少食多餐

孕早期，胚胎发育缓慢，孕妈妈的基础代谢增加不明显，体重、乳房、子宫的增长都不多，因此饮食原则是饮食均衡、种类尽可能丰富，但是不要强迫进食，应根据自身的食欲和妊娠反应轻重程度进行调整。

选用碘盐

由于多数食物中缺碘，加碘盐能保证规律摄入碘。孕期碘推荐摄入量比非孕期增加近1倍，建议孕妇每周摄入1~2次富含碘的海产品。

注意蛋白质的补充

早期胚胎着床和发育所需的蛋白质全部需要母体供给，一旦摄入不足会影响胚胎的稳定性，并影响中枢神经系统的发育。这种不良影响很难弥补，因此要注重优质蛋白质的补充，多吃鱼、瘦肉、鸡肉、鸭肉、蛋类、大豆和豆制品等。

孕早期
一日带量菜谱推荐

早餐

拌蔬菜	胡萝卜 50 克、菠菜 50 克
牛奶	牛乳 250 克
燕麦粥	燕麦片 50 克
煮蛋	带壳鸡蛋 60 克

上午加餐 橘子　橘（福橘）200 克

午餐

金银卷	小麦粉 50 克、玉米面 25 克
里脊片油菜	香菇 50 克、猪里脊 50 克、花生油 5 克、油菜 50 克
芹菜豆干	花生油 5 克、豆腐干 25 克、芹菜 50 克

下午加餐 饼干　饼干 25 克

晚餐

荞麦米饭	大米 50 克、荞麦 25 克
清炒西蓝花	西蓝花 100 克、花生油 5 克
柿椒鸡丝	青椒 100 克、鸡胸脯肉 50 克、花生油 5 克

晚上加餐 龙须面　鸡蛋 25 克、面粉 25 克、菠菜 20 克

身高 160~165 厘米、孕前体重 55~60 千克的孕妈妈，孕早期食谱举例
参考：协和医院营养餐单

第 5 课

孕 15~20 周唐氏筛查

重点提醒

唐筛就是针对唐氏儿的筛查

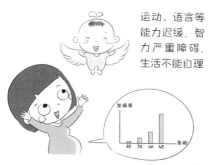

运动、语言等
能力迟缓，智
力严重障碍，
生活不能自理

年龄越高，发病率越高

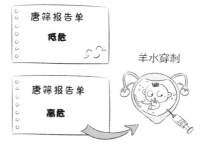

羊水穿刺

超过 35 岁的孕妈妈直接做
羊水穿刺检查

① ② ③ ④

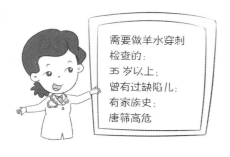

需要做羊水穿刺
检查的：
35 岁以上；
曾有过缺陷儿；
有家族史；
唐筛高危

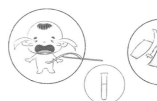

羊水穿刺：
有创、感染风险、
准确率 99%、费
用低

无创 DNA：
无创、无流产
风险、准确率
99%、费用高

唐氏筛查

什么是唐氏筛查

唐氏筛查一般是抽取孕妈妈 2 毫升血液，检测血清中甲胎蛋白（AFP）、人绒毛膜促性腺激素（β-hCG）、游离雌三醇（uE₃）的浓度，结合孕妈妈的预产期、年龄、体重和采血时的孕周，计算出"唐氏儿"的危险系数。

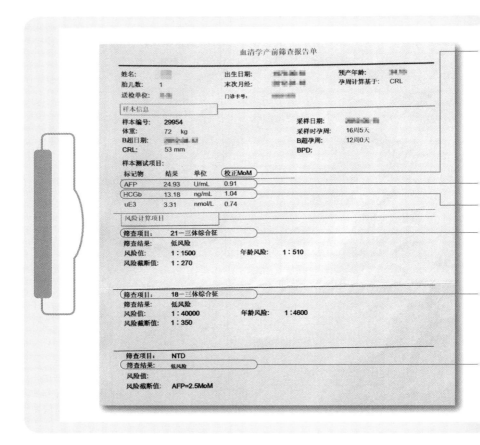

血清学产前筛查报告单

姓名：	出生日期：	预产年龄：
胎儿数：　1	末次月经：	孕周计算基于：　CRL
送检单位：	门诊卡号：	

样本信息

样本编号：　29954	采样日期：
体重：　72　kg	采样时孕周：　16周5天
B超日期：	B超孕周：　12周0天
CRL：　53 mm	BPD：

样本测试项目

标记物	结果	单位	校正MoM
AFP	24.93	U/mL	0.91
HCGb	13.18	ng/mL	1.04
uE3	3.31	nmol/L	0.74

风险计算项目

筛查项目：　21—三体综合征	
筛查结果：　低风险	
风险值：　1：1500	年龄风险：　1：510
风险截断值：　1：270	

筛查项目：　18—三体综合征	
筛查结果：　低风险	
风险值：　1：40000	年龄风险：　1：4600
风险截断值：　1：350	

筛查项目：　NTD
筛查结果：　低风险
风险值：
风险截断值：　AFP=2.5MoM

甲胎蛋白的正常值应小于 2.5（MoM 值），如果超过 2.5（MoM 值），则为开放性神经管缺陷高风险。如果 AFP、β-hCG、uE₃ 的 MoM 值均低，则胎儿患 18- 三体综合征的机会高。如果 β-hCG 的 MoM 值超过 2.5，而 AFP、uE₃ 的 MoM 值低，则患唐氏综合征的机会高。

MoM

MoM（multiple of media），即中位数倍数的意思，也就是与相同孕周孕妈妈数值的中位数相比，测量值是中位数的倍数。MoM 越接近 1，越表明数值与人群接近。

AFP

甲胎蛋白是女性怀孕后胚胎干细胞产生的一种特殊蛋白，如果胎宝宝是无脑儿，患开放性脊柱裂，妈妈血中 AFP 含量会超出正常值。这种物质在怀孕第 6 周就出现了，随着胎龄增长，孕妈妈血中的 AFP 含量越来越多。胎宝宝出生后，妈妈血中的 AFP 含量会逐渐下降至孕前水平。

21- 三体综合征

风险截断值为 1：270。此报告单的孕妈妈此项检查结果为 1：1500，远低于风险截断值，表明患唐氏综合征的概率很低。

hCG

反映人绒毛膜促性腺激素的浓度，医生会将这些数据连同孕妈妈的年龄、体重及孕周等，通过计算得出胎宝宝患唐氏综合征的危险度。

筛查结果

"低风险"表明低危险，"高风险"表明高危险。即使结果出现了高风险，孕妈妈也不必惊慌，因为高风险人群中也不一定都会生出唐氏患儿，还需要进行羊水细胞染色体核型分析确诊。

18- 三体综合征

风险截断值为 1：350。此报告单的孕妈妈此项检查结果为 1：40000，远低于风险截断值，表明患 18- 三体综合征的概率很低。

为什么要做唐氏筛查

　　唐氏综合征是染色体异常导致的一种疾病，虽然比例不高，但是发生很偶然，而且跟遗传的关系不大，也就是说虽然夫妻双方上几代没有这种情况，但不代表不会出现染色体异常的孩子。目前，中国乃至世界都是采取普遍筛查的形式，因此，除非有宗教信仰，可以接受抚育唐氏儿、畸形儿，否则都不要拒绝做这项检查。

　　在产前筛查时，孕妈妈需要提供较为详细的个人资料，包括出生年月、末次月经、体重、是否患胰岛素依赖性糖尿病、是否双胎、是否吸烟、是否有异常妊娠史等。由于筛查的风险率统计中需要根据上述因素做一定的校正，因此在抽血之前填写化验单的工作十分重要。

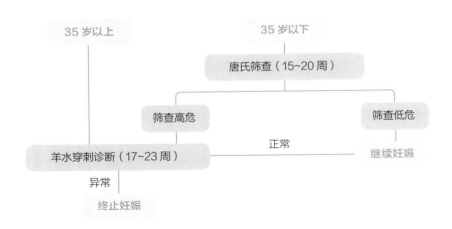

唐筛高危

筛查结果中的"低风险"，表明患唐氏综合征的风险比较低，"高风险"表明患唐氏综合征的风险比较高。不过，即使结果出现了高风险，孕妈也不用太惊慌，因为唐筛的产前筛查并不等于产前诊断，准确性并非100%。事实上，筛查阳性的胎儿超过90%不是先天愚型。比如21-三体风险系数为1/100，意思是21号染色体发生变异产生先天愚型胎儿的概率为1/100，也许你是那个有问题的1/100，也许是没问题的那99/100。同样地，唐氏筛查呈低风险也不代表宝宝一定不是先天愚型，只是其先天愚型发生概率更低。

所以，当筛查为"高风险"的时候，应尽快做羊水穿刺或无创DNA来再次评估风险性，评估结果有可能会是低危。

超过 35 岁唐筛有意义吗

现代医学证实，唐氏综合征发生率与母亲怀孕年龄有相关性。通过检查孕妇的血液可以得出一组数据，然后把这些数据和孕周、孕妇年龄等输入电脑，通过软件分析得出一个数值，这就是唐氏筛选的风险系数。由此可见，年龄是一个很关键的指标，年龄越大风险越高。

其实想想也能知道其中的道理，高龄产妇的卵子质量、子宫环境、卵巢功能都有所下降，卵子如果出现老化，受精卵分化的时候就容易出现问题，比如某一条染色体多分裂或少分裂，都会造成本来是双倍的染色体链条变成了单倍或者是三倍，于是出现染色体整倍数的异常，导致唐氏综合征。

35岁及以上的高龄孕妈妈属高危人群，做唐氏筛查的意义不大，即便做了筛查结果也往往是高危的，还是会被打入做羊水穿刺的行列，而羊水穿刺是可以给出具体的诊断结果的，所以大部分产科医生会建议高龄孕妈直接做羊水穿刺。

双胎妈妈

双胎孕妈妈做唐筛的意义也不大，如果结果高危，无法确定是哪个宝宝出的状况，所以一般也直接选择做羊穿。少数的医院有双胎的数据库，比方说北京协和医院是可以做双胎的唐筛的，所以做以前要打听清楚。

羊水穿刺

羊水穿刺有风险吗

羊水穿刺，即羊膜腔穿刺术，目前广泛应用于胎儿染色体疾病及先天性代谢病的产前诊断。这是最常用的侵袭性产前诊断技术。实施的过程就是在B超的引导下，将一根细长针通过孕妈妈的肚皮，经过子宫壁，进入羊水腔，抽取羊水进行分析检验。羊水中会有胎儿掉落的细胞，通过对这些细胞的检验分析，可以确认胎儿的染色体细胞组成是否有问题。

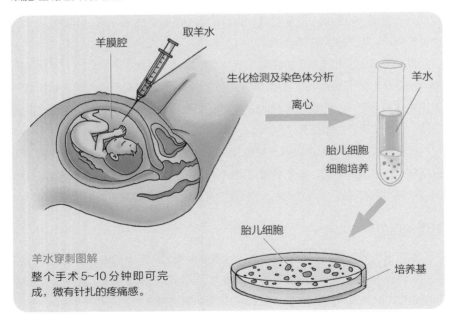

羊膜腔　　取羊水

生化检测及染色体分析

离心

羊水

胎儿细胞
细胞培养

胎儿细胞

培养基

羊水穿刺图解
整个手术5~10分钟即可完成，微有针扎的疼痛感。

羊水穿刺主要是检查唐氏综合征，同时也是一项有风险高回报的检查，我们可以通过获取羊水，提取羊水中的胎儿细胞，经过培养、固定、染色，进行胎儿的染色体核型分析，不仅仅是 21、18 这几条染色体，整个染色体的异常如果有指征，还可以做全 DNA 的分析，地中海贫血、代谢病、血友病等检查。而且检查结果是明确的诊断。虽然是侵入性的检查，但穿刺过程全部由 B 超监控，一般来说对胎儿不会造成伤害，只会稍微提高流产概率，约为 0.3%。怀孕 4 个月时，羊水量至少会有 400 毫升以上，而羊水穿刺时只抽走 20 毫升左右，胎儿之后又会再制造，所以有危险的概率非常低。

虽然这种检查的危险性比较小，但实际还是存在风险的，其中包括胎儿、胎盘或脐带的伤害或感染，会导致流产或早产，还包括胎儿细胞培养失败、培养克隆不够等情况。孕妈妈需要做羊水穿刺时，应到条件相对较好的大医院进行。严格掌握适应证，并且配合 B 超检查，由有经验的医生操作，这些都是很有必要的。

需要羊水穿刺的情况

并不是所有孕妈妈都需要进行这项检查，如果你有以下一种情况，请考虑做相应检查：

① 年龄达到或超过 35 周岁者。
② 产前筛查胎儿染色体异常高风险的孕妈妈。
③ 曾生育过染色体病患儿的孕妈妈。
④ 产前 B 超检查怀疑胎儿可能有染色体异常的孕妈妈。
⑤ 夫妇一方为染色体异常携带者。
⑥ 孕妈妈曾生育过单基因病患儿或先天性代谢病患儿。
⑦ 医生认为有必要进行的其他情形。

羊水穿刺的时间

做羊穿的最佳时间是 17~23 周，小于 17 周羊水太少，不容易取样，大于 23 周胎宝宝过大，同样不利于取样。

术前术后注意事项

1 ▸ 术前三天禁止同房。

2 ▸ 术前一天请沐浴。

3 ▸ 术前 10 分钟请排空尿。

4 ▸ 术后至少休息半小时，无不良症状再离开医院。

5 ▸ 术后 24 小时内不沐浴，多注意休息，根据自身情况决定，可以休息一周，避免重体力运动，不要绝对卧床休息。

6 ▸ 术后半个月禁止同房。

7 ▸ 在扎针的地方可能会有一点点痛，也有人可能会有一点点阴道出血或分泌物增加。不过，只要稍微休息几天，症状就会消失，不需要服用任何药物。术后三天里如有腹痛、腹胀、阴道流水、流血、发热等症状，这些都是怀孕处于危险情况的迹象，请速到医院妇产科就诊。

无创 DNA 检测

无创 DNA 检测与羊水穿刺的区别

相比于羊穿，无创 DNA 检查很简单，就是抽血，大约需要采集 10 毫升，从血液中提取游离 DNA 来分析胎宝宝的染色体情况，抽血针会比平时的稍微粗一点。

无创 DNA 相对来说更安全，但它只是针对 18、21、13 三个染色体进行检测，而对于染色体的其他异常无法检测，也就是说相比于羊穿，无创 DNA 的检查面比较窄。而且无创 DNA 可能是医院进行检测，也可能是基因公司检测，医院协助采血。

对比名称	羊水穿刺	无创 DNA 产前检测
检出率	99%	99%
孕周	17~23	12~26
检查类别	所有染色体非整倍体	3 大染色体非整倍体
准确率	99%	92%~99%
安全性	有创，0.3% 流产率	无创，无流产风险
出结果时间	2 个月	2 周
费用	约 1000 元	约 2300 元

诊断性的结果：高风险还需要羊水穿刺证实。

无创 DNA 检测流程

无创 DNA 现在还代替不了羊水穿刺。虽然无创 DNA 产前筛查的准确率高达 99%，但它也只是一种筛查，如果筛查结果是阳性，最终还是要通过羊水穿刺检查来确诊。

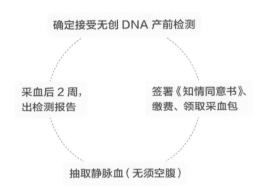

选择无创 DNA 的情形

相比羊水穿刺要深入到子宫内取样，无创 DNA 产前检测更为安全，且准确率高达 99% 以上，取样方法比较简单，不需要长时间的预约和排队。而羊水穿刺存在一定程度的风险，需要预约、等待时间较长，基于此，如果孕妈妈对羊水穿刺过于恐惧，不想承受多次跑医院的疲惫和等待，能够承担漏筛和其他染色体异常的风险，也可以选择无创 DNA。双胎孕妈妈不适合做无创 DNA，因为无创 DNA 如果检查出问题，也不能确定是哪个胎儿的问题。

其他常规产检项目

体重检查、血压检查、尿常规、血常规。

一图读懂 孕 15~20 周唐氏筛查

什么是唐氏筛查

抽取 2 毫升血液，检测血清中甲胎蛋白（AFP）、人绒毛膜促性腺激素（β-hCG）、游离雌三醇（uE3）的浓度，结合预产期、年龄、体重和采血时的孕周，计算出"唐氏儿"的危险系数。

为什么要做唐氏筛查

唐氏综合征是染色体异常导致的一种疾病，虽然比例不高，但发生很偶然。目前，中国乃至世界都是采取普遍筛查的形式。

年龄因素是决定是否直接做唐氏筛查的关键因素。

35 岁以下

35 岁以上

接受唐筛。

即便做了筛查的结果也往往是高危的。

唐筛高危怎么办

当筛查为"高风险"的时候，应尽快做羊水穿刺或无创 DNA 来再次评估风险性，评估结果有可能会是低危。

羊水穿刺或无创 DNA 检测

羊水穿刺

什么是羊水穿刺：在 B 超的引导下，将一根细长针通过孕妈妈的肚皮，经过子宫壁，进入羊膜腔，抽取羊水进行分析检验。
什么时间做：孕 17~23 周。
特点：属于侵入性检查，准确率 99%，可检查所有染色体非整倍体。

无创 DNA 检测

什么是无创 DNA 检测：大约需要采集 10 毫升血，从血液中提取游离 DNA 来分析胎宝宝的染色体情况。
什么时间做：孕 12~26 周。
特点：检查范围窄，只是针对 18、21、13 三个染色体进行检测。如果诊断结果为高风险，还需要羊水穿刺证实。

第 **6** 课

孕 20~24 周 B 超大排畸

重点提醒

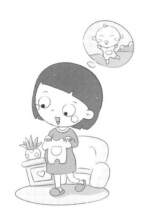

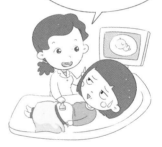

宝宝有点害羞哦，妈妈可以出去溜达一下，过一会儿再过来检查吧

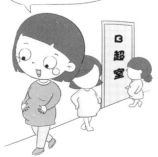

宝宝换个姿势吧，让医生看看你的样子

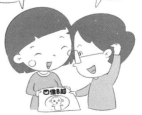

瞧！这是我们宝宝的第一张照片

宝宝眼睛好像我！

想尽早看到宝宝的样子，可以选择四维 B 超哦。

B 超大排畸

最佳检查时间

　　B 超大排畸最佳检查时间是孕 20~24 周，因为此时胎宝宝的基本结构已经形成，胎宝宝在子宫内的活动空间比较大，羊水量适中，胎儿骨骼回声影响较小，图像比较清晰，能够比较容易看到胎儿的发育状况，有利于医生查看胎宝宝是否存在畸形等异常。

Tips

大排畸必须是四维彩超吗

　　很多医院的大排畸 B 超都是三维或四维彩超，大排畸检查不一定要用四维彩超，因为三维彩超和二维彩超同样能检查出来。四维彩超就是能看到宝宝的立体图像，有的准爸妈会把四维图像珍藏起来当做宝宝的第一张照片。一般公立医院采用的是二维或三维，私立医院采用四维的比较多，主要看准爸妈们自己的选择了。

　　如果太晚做，胎宝宝长大很多，在子宫内的活动空间变小，检查时就会由于遮挡等因素而看不到某些器官的形态结构，而羊水量的增加也会影响成像。

什么是大排畸

　　B 超大排畸是非常关键的一次检查，是对胎宝宝一些重大畸形的筛查。

常规项目

大排畸筛查

胎位、双顶径、枕额径、腹径、股骨长度、羊水、胎动、胎心、胎盘位置、胎盘厚度、胎盘下缘。

小脑、上唇、胃泡、心脏四腔、双肾、膀胱、胫骨、腓骨、尺骨、桡骨、脊柱、腹壁。

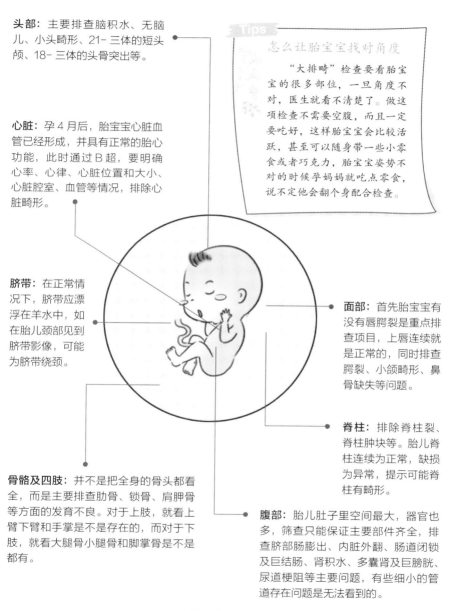

头部： 主要排查脑积水、无脑儿、小头畸形、21-三体的短头颅、18-三体的头骨突出等。

Tips

怎么让胎宝宝找对角度

"大排畸"检查要看胎宝宝的很多部位，一旦角度不对，医生就看不清楚了。做这项检查不需要空腹，而且一定要吃好，这样胎宝宝会比较活跃，甚至可以随身带一些小零食或者巧克力，胎宝宝姿势不对的时候孕妈妈就吃点零食，说不定他会翻个身配合检查。

心脏： 孕4月后，胎宝宝心脏血管已经形成，并具有正常的胎心功能，此时通过B超，要明确心率、心律、心脏位置和大小、心脏腔室、血管等情况，排除心脏畸形。

脐带： 在正常情况下，脐带应漂浮在羊水中，如在胎儿颈部见到脐带影像，可能为脐带绕颈。

面部： 首先胎宝宝有没有唇腭裂是重点排查项目，上唇连续就是正常的，同时排查腭裂、小颌畸形、鼻骨缺失等问题。

脊柱： 排除脊柱裂、脊柱肿块等。胎儿脊柱连续为正常，缺损为异常，提示可能脊柱有畸形。

骨骼及四肢： 并不是把全身的骨头都看全，而是主要排查肋骨、锁骨、肩胛骨等方面的发育不良。对于上肢，就看上臂下臂和手掌是不是存在的，而对于下肢，就看大腿骨小腿骨和脚掌骨是不是都有。

腹部： 胎儿肚子里空间最大，器官也多，筛查只能保证主要部件齐全，排查脐部肠膨出、内脏外翻、肠道闭锁及巨结肠、肾积水、多囊肾及巨膀胱、尿道梗阻等主要问题，有些细小的管道存在问题是无法看到的。

大排畸检查示意图

教你看懂 B 超排畸单

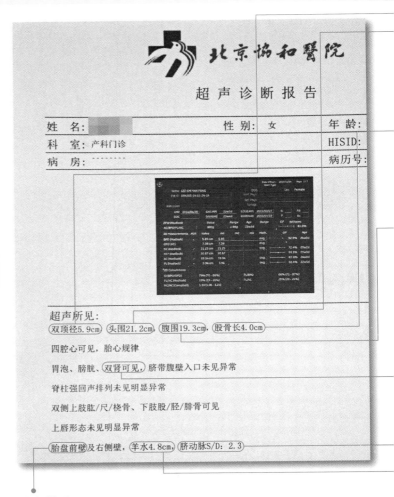

北京协和医院

超声诊断报告

姓　名：　　　　　　　　　　性　别：女　　　　年　龄：

科　室：产科门诊　　　　　　　　　　　　　　HISID：

病　房：--------　　　　　　　　　　　病历号：

超声所见：

(双顶径5.9cm) (头围21.2cm) (腹围19.3cm) (股骨长4.0cm)

四腔心可见，胎心规律

胃泡、膀胱、(双肾可见)，脐带腹壁入口未见异常

脊柱强回声排列未见明显异常

双侧上肢肱/尺/桡骨、下肢股/胫/腓骨可见

上唇形态未见明显异常

(胎盘前壁)及右侧壁，(羊水4.8cm)，(脐动脉S/D：2.3)

胎盘前壁

胎盘附着的位置是在子宫的前壁，是一种正常的附着。

头围

测量的是胎儿环头一周的长度，确认胎儿的发育状况。孕 24 周的胎儿头围为（22±1）厘米，此 B 超单上结果为 21.2 厘米，在正常范围内。

肱骨长

上腕骨的长轴，用于推断孕中、晚期的妊娠周数。孕 24 周的胎儿肱骨长为（4.36±0.5）厘米，此 B 超单上结果为 4.0 厘米，在正常范围内。

双顶径（BPD）

头部左右两侧之间最长部位的长度，又称为"头部大横径"。当初期无法通过头臀长来确定预产期时，往往通过双顶径来预测；中期以后，在推定胎儿体重时，往往也需要测量该数据。在孕 5 个月后，双顶径基本与怀孕月份相符合，也就是说，妊娠 28 周（7 个月）时双顶径约为 7.0 厘米，孕 32 周（8 个月）时约为 8.0 厘米。依此类推，孕 8 个月以后，平均每周增约 0.2 厘米为正常，足月时一般为 9.3 厘米或者以上。

腹围

也称腹部周长，测量的是胎儿腹部一周的长度。孕 24 周的胎儿腹围为（18.74±2.23）厘米，此 B 超单上结果为 19.3 厘米，在正常范围内。

双肾盂分离

正常胎儿肾脏的集合系统可有轻度分离，分离径可达 6 毫米，而胎龄大于 30 周后肾盂扩张 ≥ 10 毫米或存在肾小盏扩张则为肾积水。发现了胎儿的肾积水不要过于担忧，不必急于终止妊娠，应于 B 超发现一周后复查。如胎儿肾积水宽度 < 1.63 厘米或肾实质厚度 > 0.58 厘米，可视为正常；如果积水宽度 > 2.15 厘米或肾实质厚度 < 0.2 厘米为不可复性，应该进行遗传咨询，看小儿外科医生了解可能的畸形、治疗方法、远期预后，对胎儿做出负责的决定。如果数据在安全线以内，大概是宝宝憋尿了，排出尿来就好了。

羊水指数

以孕妈妈的脐部为中心，分上、下、左、右 4 个区域，将 4 个区域的羊水深度相加，就得到羊水指数。孕晚期羊水指数的正常值是 8~20 厘米。

脐动脉 S/D

胎儿脐动脉收缩压与舒张压的比值，与胎儿供血相关。当胎盘功能不良或脐带异常时，这个比值会出现异常。在正常妊娠情况下，随着孕周的增加，S（脐动脉血流收缩期最大血流速度）下降、D（舒张期末期血流速度）升高，使 S/D 下降，到了快足月妊娠时 S/D 小于 3。

B 超报告单的其他参数

小脑横径

妊娠 16~40 周的正常胎儿小脑横径如下。

20 周:（2.16±0.16）厘米

25 周:（2.85±0.17）厘米

30 周:（3.86±0.34）厘米

35 周:（4.29±0.26）厘米

40 周:（4.87±0.42）厘米

侧脑室

胎儿侧脑室正常应该在 1 厘米以下，1~1.5 厘米算轻微危险，1.5 厘米以上就有点危险了。

侧脑室增宽大多是由胎儿脑脊液过多造成的，胎儿后期大多能够自己吸收，一般医生会建议孕妈妈隔 2 周再做 B 超看看是否继续增宽，然后做后续的相关诊断。

颅后窝池

一般来说，颅后窝的最大深度不超过 10 毫米，大于 15 毫米则为颅后窝积液。胎儿颅后窝宽度在 32 周之前随孕周增加而增宽，33 周之后随孕周的增加而缩窄。首次发现有颅后窝积液最早是 22 周，最迟为 41 周，平均（31±4）周，颅后窝积液以妊娠 29~32 周最多见，积液量最多也在孕 29~32 周。当颅后窝积液窝池增宽 ≥ 8 毫米，应该每 2~3 周复查一次；当颅后窝积液窝池增宽 > 10 毫米，则应去产前诊断门诊咨询，还要检查有无其他合并畸形。如果颅后窝池宽度大于 14 毫米或超声检查有畸形者，必须做染色体检查。

其他常规产检项目

体重检查、宫高、腹围、血压检查、尿常规。

宫高、腹围

　　孕妈妈的宫高、腹围能反映胎宝宝的大小，一般从孕中期开始，每次产检都要测量宫高和腹围，到孕晚期，要通过这组数据值来推断胎宝宝的体重，同时判断是否发育迟缓或是巨大儿。

　　腹围的增长规律是：孕 20~24 周时，腹围增长最快，每周可增长 1.6 厘米；孕 25~36 周时，腹围每周增长 0.8 厘米；孕 36 周以后，腹围增长速度减慢，每周增长 0.3 厘米。如果以妊娠 16 周测量的腹围为基数，到足月，平均增长值为 21 厘米。单纯腹围测量值并不能作为胎儿发育的指标，应该动态观察腹围增长情况。因为受胖瘦、进食情况等影响，每个孕妇的腹围增长情况并不完全相同，只要医生没有额外提示或说明，即使腹围不按数值增长，孕妈妈也不必担忧和困扰。

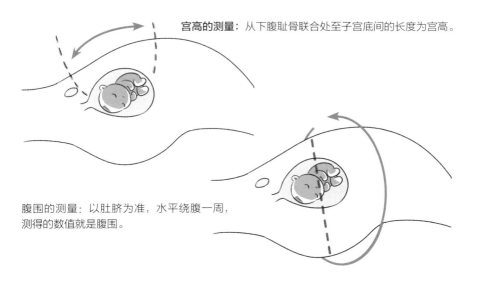

宫高的测量： 从下腹耻骨联合处至子宫底间的长度为宫高。

腹围的测量：以肚脐为准，水平绕腹一周，
测得的数值就是腹围。

宫高的变化规律是：

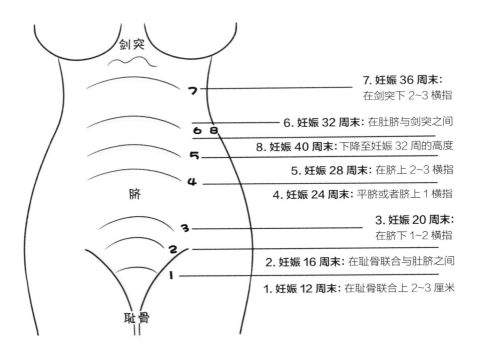

7. 妊娠 36 周末：在剑突下 2~3 横指

6. 妊娠 32 周末：在肚脐与剑突之间

8. 妊娠 40 周末：下降至妊娠 32 周的高度

5. 妊娠 28 周末：在脐上 2~3 横指

4. 妊娠 24 周末：平脐或者脐上 1 横指

3. 妊娠 20 周末：在脐下 1~2 横指

2. 妊娠 16 周末：在耻骨联合与肚脐之间

1. 妊娠 12 周末：在耻骨联合上 2~3 厘米

B 超大排畸

是对胎宝宝一些重大畸形的筛查

最佳
时间　孕 20~24 周

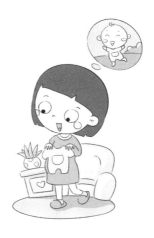

关注
B超单

头围 —— 双顶径（BPD） —— 肱骨长

脐动脉 S/D —— 双肾盂分离 —— 羊水指数 —— 腹围

测宫高腹围

孕 20~24 周：增长最快，每周可增长 1.6 厘米

孕 25~36 周：每周增长 0.8 厘米

孕 36 周以后：增长速度减慢，每周增长 0.3 厘米

孕 16~36 周：宫高每周增长 0.8~1.0 厘米，平均增长 0.9 厘米

孕 36 周时：达到最高点

孕 37~40 周：宫高会恢复到孕 32 周的高度

第 7 课

孕 24~28 周
妊娠期糖尿病筛查

重点提醒

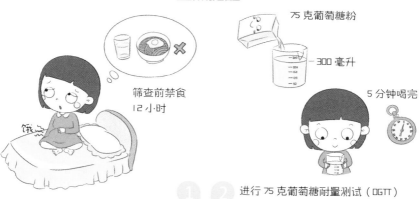

筛查前禁食
12 小时

75 克葡萄糖粉

—— 300 毫升

5 分钟喝完

① ② 进行 75 克葡萄糖耐量测试（OGTT）
③ ④

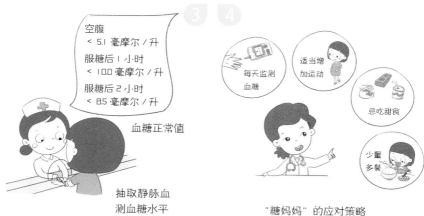

空腹
< 5.1 毫摩尔／升

服糖后 1 小时
< 10.0 毫摩尔／升

服糖后 2 小时
< 8.5 毫摩尔／升

血糖正常值

抽取静脉血
测血糖水平

每天监测血糖

适当增加运动

忌吃甜食

少量多餐

"糖妈妈"的应对策略

妊娠期糖尿病

孕后血糖易升高

孕 24~28 周，要重点做一次妊娠期糖尿病筛查，简称糖筛。糖筛是一项必做的检查，它能检查出孕妈妈的血糖水平，如果发现异常，需要进行葡萄糖耐量试验，以确诊是否患有妊娠期糖尿病。

妊娠期糖尿病是指怀孕前未患糖尿病，而在怀孕时才出现高血糖的现象，发生率为 10%~15%，多数妊娠期糖尿病患者没有出现多饮、多尿、多食的"三多"症状，有的可能会有生殖系统念珠菌感染反复发作。

为什么孕前没有糖尿病，而怀孕后容易得糖尿病呢？这是因为，胰岛素是人体内唯一调节血糖的激素，怀孕后，孕妈体内会产生一些抗胰岛素样物质，这种物质会随着孕周的增加而增多，同时孕期吃得太多、热量太高、消耗太少，都会让胰岛不堪重负，导致血糖异常升高，发生妊娠期糖尿病。

此项检查一定要在孕 24~28 周进行筛查，因为这个时期是胰岛素分泌和胰岛素抵抗因子分泌的高峰，在妊娠期糖尿病最容易发生的时候检查，以便及时控制。

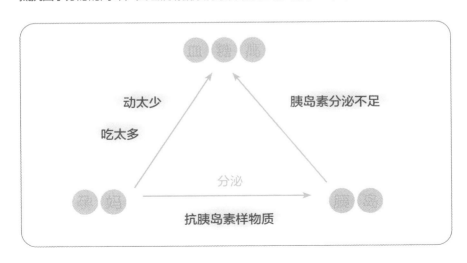

高危人群有哪些

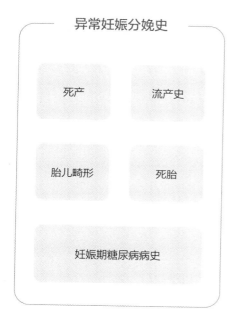

异常妊娠分娩史

死产

流产史

胎儿畸形

死胎

妊娠期糖尿病病史

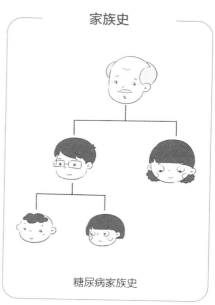

家族史

糖尿病家族史

孕妈妈因素

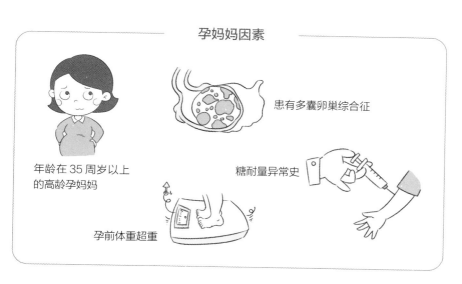

患有多囊卵巢综合征

年龄在 35 周岁以上
的高龄孕妈妈

糖耐量异常史

孕前体重超重

妊娠期糖尿病危害大

· 给孕妈妈带来的危害

1.妊娠期糖尿病可能诱发其他妊娠并发症，比如妊娠高血压、早产等，而且发生这些疾病的概率会比其他孕妈妈高 2~4 倍。

2.患妊娠期糖尿病的孕妈妈容易发生感染，甚至诱发巨大儿、产后出血、产伤，引起乏力、嗜睡、精神恍惚、脱水等不适症状。

3.孕妈妈将来得糖尿病的风险增加。

· 糖妈妈容易生出"小糖人"

孕妈妈血液中的糖分浓度太高，会通过胎盘将大量的糖输送给胎宝宝，这样胎宝宝就容易长得过大，出生时如果体重达到 8 斤就是巨大儿，巨大儿增加了难产的可能性，增加助产的难度以及产伤的风险，孕妈妈到孕晚期的时候也会非常辛苦，高血糖孕妈妈的胎盘功能不良，给宝宝供应养分和养料不足，还容易出现宫内窘迫、缺氧等危险状况，甚至引发更严重的后果。

高血糖孕妈妈，尤其是在怀孕早期血糖很高的情况下，胎儿发生先天性心脏病、消化道畸形等的比例增高。不只影响宝宝的现在，还影响宝宝的未来，孩子长大后患肥胖、糖尿病、高血压等的概率都比正常体重儿要高。我国的糖尿病患儿越来越多。

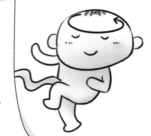

Tips

生命最初的 1000 天，孩子生长发育窗口期

世界卫生组织把生命胚胎形成到宝宝出生后两岁（约 1000 天的时间）界定为生长发育的"机遇窗口期"，生命第 1000 天的营养不良的后果是不可逆的，但是可以预防。因此改善生命早期，即宫内和出生后早期的营养平衡具有极其重要的作用，围孕期均衡营养，保证母乳喂养期和辅食添加期合理营养等。

筛查方法是怎样的

妓娠期糖尿病的筛查途径是葡萄糖耐量试验（OGTT），简称糖耐。糖耐需要喝一次糖水，抽三次血。

75克糖耐量试验

禁食12小时，先空腹抽血，然后将75克口服葡萄糖粉溶于300毫升温水中，5分钟内喝完，喝第一口水开始计时，服糖后1小时、2小时分别抽血测血糖。

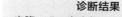

诊断结果

空腹＜5.1毫摩尔/升、服糖后1小时＜10.0毫摩尔/升、服糖后2小时＜8.5毫摩尔/升为正常值。如果有1项或1项以上达到或超过正常值，就可诊断为妓娠期糖尿病。

> **Tips**
>
> 糖筛一次过有技巧吗？
>
> 　　做这项检查是为了真实监测孕妈妈的身体状况，因此孕妈妈去做糖筛之前，除了空腹，不需要做特别的准备，不要刻意改变平时的饮食习惯，否则检测就没有任何意义了。如果为了达标而"弄虚作假"，欺骗的不仅是医生，更是你和宝宝。
>
> 　　想要糖筛一次过，我们需要的不是什么临时抱佛脚的独门秘籍，而是从怀孕开始就合理安排饮食，少食多餐、少油少盐、营养均衡，并根据自己的情况选择做一些温和的运动，比如散步、游泳、瑜伽等。

看懂化验单

- 葡萄糖耐量（OGTT）化验单

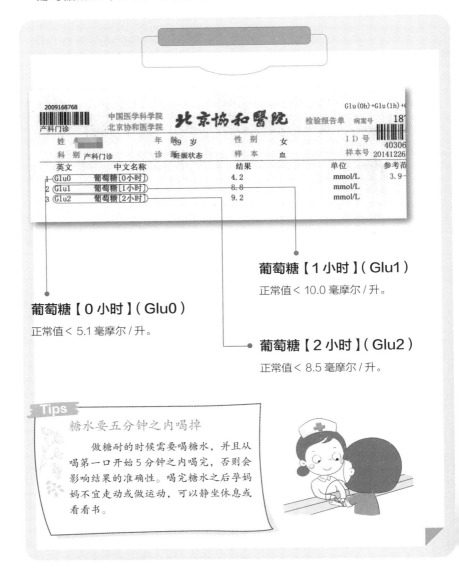

葡萄糖【1小时】（Glu1）

正常值 < 10.0 毫摩尔 / 升。

葡萄糖【0小时】（Glu0）

正常值 < 5.1 毫摩尔 / 升。

葡萄糖【2小时】（Glu2）

正常值 < 8.5 毫摩尔 / 升。

Tips

糖水要五分钟之内喝掉

做糖耐的时候需要喝糖水，并且从喝第一口开始5分钟之内喝完，否则会影响结果的准确性。喝完糖水之后孕妈妈不宜走动或做运动，可以静坐休息或看看书。

确诊后如何控制血糖

控制血糖，吃饭要有分寸

饮食调整可帮助患有妊娠期糖尿病的孕妈妈控制血糖水平。孕妈妈可以请医生或者营养师为自己制定符合个体情况的治疗方案，并针对妊娠不同时期进行调整。

1. 注意热量需求。孕早期无须特别增加热量，孕中期、晚期可在孕前所需热量的基础上，每天分别增加 300 千卡、450 千卡的热量。

2. 少食多餐。将每天应摄入的食物分成五六餐，特别应注意晚餐与隔天早餐的时间相距别过长，所以睡前可吃一些点心。每日的饮食总量要控制好。

3. 饮食以清淡为主。控制植物油及动物脂肪的用量，尽量少用煎炸的烹调方式，多选用蒸、煮、炖等烹调方式。

4. 多摄入膳食纤维。如以糙米或五谷米饭取代白米饭、增加蔬菜的摄取量、不喝饮料等。需要注意，千万不要无限量地吃水果。血糖控制稳定的孕妈妈，每天食用水果的量不宜超过 200 克，并且要在两餐之间吃，以免使餐后血糖过高，加重胰腺的负担。

5. 注重并适量摄入蛋、奶、鱼、豆制品等富含蛋白质的食物。

做做喜欢的运动，降糖、顺产两不误

这里要特别强调的是，对于妊娠期糖尿病的孕妈来说，运动具有和饮食一样重要的地位。孕中期可以做的运动比较多，比如孕妇瑜伽、体操，最简单的是要每天坚持到户外散步，呼吸新鲜空气的同时，不仅能帮助稳定血糖，也能促进分娩。

猫式：

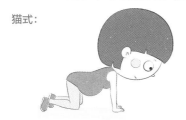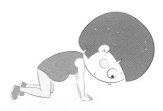

1. 手和膝盖打开，双手臂与肩同宽，双膝与髋同宽，趴在地上。吸气，同时仰头向上看，向下弯曲背部。

2. 一边吐气，一边将头向下低至两臂之间，背部向上拱起。用手按住地板，想象肩胛骨张开，重复 2 次。

• 每天监测血糖

一般每天测四次血糖，分别是起床后空腹、早餐、中餐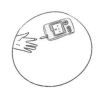
以及晚餐后1小时血糖。妊娠期糖尿病患者的控制目标是：
孕妇无明显饥饿感，空腹血糖控制在3.3~5.3毫摩尔/升；
餐前30分钟3.3~5.3毫摩尔/升；餐后2小时4.4~6.7毫
摩尔/升；夜间不低于3.3毫摩尔/升。

• 预防感染

"糖妈妈"一定要保持良好的卫生习惯，同时要注意饮食卫生，避免疲劳，尽
量避免感冒、腹泻、阴道炎及尿道炎的发生。尤其要控制血糖，这是预防感染的
主要手段，一旦出现感染征兆，及时就医治疗。

产后也要重视排查

如果孕期得到合理的控制，绝大多数的妊娠期糖尿病孕妈妈都会随着宝宝的
出生而自然恢复正常。但是，也有很多孕妈妈在产后的5~15年内易发生2型糖
尿病，2型糖尿病一旦得上将终生相伴。因此，建议那些孕期合并糖尿病的孕妈妈，
分娩后6~12周进行口服葡萄糖耐量试验重新评估，在产后每两年进行一次糖耐量
检查，并且在日常饮食中还是要减少糖分和碳水化合物等生糖指数高的食物的摄
入，以防止2型糖尿病的发生。

其他常规产检项目

体重检查、血压检查、尿常规、血常规、多普勒听胎心音，另外还需要
测量宫高、腹围，看胎位。

孕 24~28 周妊娠期糖尿病筛查

妊娠期糖尿病的危害

对 **孕妈妈** 的危害

- 妊娠期高血压疾病
- 未来得 2 型糖尿病风险高
- 糖尿病酮症酸中毒
- 手术产概率大
- 感染

对 **胎宝宝** 的危害

- 胎儿生长受限
- 流产和早产
- 巨大儿
- 胎儿畸形

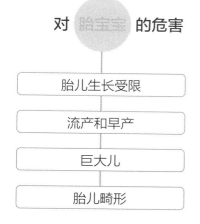

怎么筛查

筛查时间：孕 24~28 周

糖耐 葡萄糖耐量试验（OGTT）

禁食 12 小时，空腹抽血，然后口服 75 克葡萄糖，服糖后 1 小时、2 小时分别抽血

- 空腹 ≥ 5.1 毫摩尔 / 升
- 服糖后 1 小时 ≥ 10.0 毫摩尔 / 升
- 服糖后 2 小时 ≥ 8.5 毫摩尔 / 升

满足 1 项就可诊断为妊娠期糖尿病

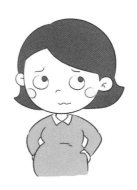

如何控制血糖

饮食控制 — 低脂低糖高膳食纤维 — 饮食清淡 — 少食多餐 — 控制总热量

运动控糖 — 孕妇瑜伽 — 体操 — 散步

监测血糖 — 空腹血糖 — 餐前血糖 — 餐后血糖

血糖控制目标

空腹血糖：3.3~5.3 毫摩尔 / 升

餐前 30 分钟：3.3~5.3 毫摩尔 / 升

餐后 2 小时：4.4~6.7 毫摩尔 / 升

夜间：不低于 3.3 毫摩尔 / 升

产后也要重视排查

分娩后 6~12 周口服葡萄糖耐量试验重新评估

产后每 2 年进行一次糖耐量检查

健康饮食：减少糖分、减少高生糖指数食物

孕中期
常见问题解答

Q1 怀孕 7 个月了，但是肚子非常不显怀，需要调理吗？

每个孕妈妈的情况都是不一样的，有的是前期看着不明显，到了 7 个多月才慢慢显怀的，只要定期产检，医生没有说你的宝宝小就没事，孕妈妈和胎宝宝都平安就行。

Q2 宫底高度与预测的孕龄不符合怎么办？

在做产前检查时，医生就会给你一个宫高的标准答案，并判断是异常情况还是个体差异，如果你的宫底高度与预测的孕龄不符合，主要是观察自身的变化，只要宫高随着孕周增长而逐渐增高，胎儿大小合适，就没有问题。医生若没有建议你做进一步的检查，就不用担心。

Q3 胎动最早何时会出现？如何数胎动？

大多数孕妈妈在孕 18~20 周会感觉到胎动，对于初次怀孕的孕妈妈来说，她所感受到的胎动就是一种轻柔地敲击的感觉，又像是肚子里咕噜咕噜冒气泡。二孩孕妈妈感受胎动的时间较早，一般在 16~18 周就能感到胎动。

从怀孕 7 个月开始至临产前，孕妈妈每天在相对固定的时间进行计数，最好每天早、中、晚分别数 1 小时，把三次的胎动数记录下来，然后相加之后再乘以 4，这个结果就相当于 12 小时的胎动总数。只要每 12 小时明显胎动次数为 30~40 次以上的就表明胎宝宝是健康的。

Q4 怀孕 24 周开始，睡觉经常打鼾，
而且有时还会憋醒，对胎儿会不会有影响呢？

　　孕妈妈怀孕第三个月时，上呼吸道开始变窄并逐渐明显，加上妊娠中晚期膈肌上抬，胸壁重量增加，心肺负担加重，肺通气功能减弱，因而易出现打鼾。患妊娠期高血压疾病的女性上呼吸道更窄。所以孕期偶尔打呼噜多数是正常的，不必治疗，生完就好了。但是如果严重，甚至有憋醒的情况，建议最好到耳鼻喉科做检查，看是否有引起打鼾的疾病，再采取适当的治疗方法。因为各种原因引起的鼻部、眼部、喉部狭窄或堵塞、肥胖，都可以引起打鼾。如果伴随着血压升高和尿蛋白增多，就要警惕患妊娠期高血压疾病了。严重打鼾可能因为呼吸不顺畅，频发呼吸暂停，吸入体内的氧气不足，使胎儿宫内缺氧、生长迟缓。睡前放松身心，保证睡觉质量，按时作息，选择舒适的枕头，多选择左侧卧，能帮助减轻打鼾。

Q5 孕中期发生腹泻怎么办？

　　只要不出现脱水的情况一般不会对胎宝宝产生影响，建议多喝些糖盐水、注意饮食的卫生、近期宜吃点容易消化的食物和水果、注意休息。最好是去医院请医生帮你看一下，必要时可以服用中药来治疗。

Q6 孕中期腹股沟疼痛怎么办？

　　连接子宫和骨盆的韧带松弛会使孕妈妈感到腹股沟疼痛，尤其是当孕妈妈打喷嚏、大笑或者咳嗽时，疼痛的感觉会加重。孕妈妈可以在疼痛时改变姿势，症状便可缓解。孕妈妈平常要注意多休息，避免过度劳累，日常饮食营养要均衡，如此能够缓解疼痛。

7 Q 孕中期牙疼，如何缓解？

牙痛是口腔科牙齿疾病最常见的症状。很多牙病都能引起牙痛，常见的有龋齿、急性牙髓炎、慢性牙髓炎、牙周炎、牙龈炎等。孕妈妈最好去医院做全面检查，以便对症治疗。到孕中期，胎宝宝各方面发育都已经稳定，牙齿问题一般不会引起流产，但孕妈妈也要及时治疗，因为如果没有得到及时治疗的话，到孕晚期有可能会造成早产。

8 Q 孕期发生小腿抽筋怎么办？

（1）孕妈妈平躺时如出现抽筋，可用脚跟抵住墙壁，也可以立即下床，用脚跟着地站一会儿。孕妈妈要在自己承受范围内用力按摩抽筋部位，然后尽量伸直腿，将脚趾上勾，可以缓解抽筋不适；（2）多摄入含钙和维生素D丰富的食物；（3）进行适量的户外活动，多接受日光照射；（4）孕妈妈可以每天睡前用40℃的温水泡泡脚（也可以用姜水），以10分钟为宜，能起到舒筋活血、缓解痉挛的作用。

9 Q 总是睡不好觉怎么办？

（1）为自己创造一个良好的睡眠环境；（2）睡前2小时内不要吃不易消化的食物；（3）睡前半小时喝一杯牛奶；（4）睡前可以适当听听音乐、散散步，定时上床睡觉；（5）每天晚上洗个温水澡或用热水泡脚；（6）最好能保持左侧卧的习惯，以促进血液回流，减轻心脏负担，提高睡眠质量；（7）放松心情，白天适当进行如散步、做孕妇操等活动，也可缓解紧张情绪，提高睡眠质量。

孕中期
营养指南

每天增加 300 千卡热量

为了胎宝宝的成长所需，孕中期孕妈妈需每天增加 300 千卡热量摄入，在平衡膳食的基础上，额外增加约 200 克奶、70 克瘦肉即可达到 300 千卡。

适当增加维生素 A 的摄入

维生素 A 与感受光线明暗强度的视紫红素的形成有着密切关系，对胎宝宝的视力发育起着非常重要的作用。在胎宝宝的成长过程中，维生素 A 还有许多其他的重要作用，比如促进器官发育、提高抵抗力等。中国营养学会推荐正常女性和孕早期每天宜摄入 700 微克，孕中期和孕晚期每天摄入量为 770 微克，所以这个月要适量增加维生素 A 的摄入量。动物性食物如动物肝、肉类等不但维生素 A 含量丰富，而且其中的维生素 A 能直接被人体吸收，是维生素 A 的良好来源。

增加蛋白质摄入量，适当多吃奶、禽肉、蛋等

孕早期蛋白质每日需要量达到 55 克；孕中期达到 70 克；孕晚期是胎宝宝大脑发育最快的时期，蛋白质摄入量达到 85 克为宜。

动物性食物中的禽肉、鱼肉、蛋、奶及奶制品都是蛋白质的良好来源，能提供人体必需的氨基酸。植物性食物中的豆类、坚果、谷类等也含有蛋白质，其中黄豆及豆腐、豆浆等中的蛋白质在人体的吸收利用率极高，可以经常食用。

多吃富含 β - 胡萝卜素的食物

β - 胡萝卜素通过胃肠道内的一些特殊酶的作用可以催化生成维生素 A，在红色、橙色、深绿色植物中广泛存在，所以胡萝卜、菠菜、南瓜、芒果等也是维生素 A 的重要来源。

马良坤产科门诊：关键产检 **12** 课

补铁也要补维生素C，以促进铁吸收

维生素C可以帮助铁质的吸收，帮助制造血红蛋白，改善孕妈妈贫血症状。维生素C多存在于蔬果中，如橙子、猕猴桃、樱桃、柠檬、西蓝花、南瓜等均含有丰富的维生素C，孕妈妈可以在进食高铁食物时搭配吃这些富含维生素C的蔬果或喝一些这些蔬果打制的蔬果汁，都是促进铁质吸收的好方法。

补钙和维生素D，防止腿抽筋

孕妈妈对钙的需求量随着胎宝宝的成长而变化。到了孕中期，孕妈妈对钙的需求量比孕早期要大，每天应补充1000毫克的钙。补钙以乳类及乳制品为好，比如牛奶、酸奶、乳酪等，水产品中的虾皮、海带含钙量也较高，坚果、豆类及豆制品、绿叶蔬菜中含钙也较多，都是补钙的良好来源。

补钙的同时要补充维生素D，以促进钙的吸收。维生素D通过晒太阳可免费获取，此外，也可以从肉、蛋、奶、深海鱼、鱼肝油等来获得，但建议孕妈妈主要以每天适当室外活动来补充。

胎宝宝甲状腺开始发育，孕妈妈要适当吃些海产品补碘

在怀孕第14周左右，胎宝宝的甲状腺开始发育。而甲状腺需要碘才能发挥正常的作用。以每天摄入6克加碘盐（含碘约120微克）计算，孕妈妈需要每天额外补充110微克碘才能满足需要。这就要求孕妈妈每周吃1~2次含碘的海产品。100克泡发海带，或者40克海鱼，或者2.5克干紫菜都可以提供大约110微克的碘。缺碘、碘补过了都不好，如果孕妈妈不缺碘，就不用特别补。

补铁，预防缺铁性贫血

铁能够参与血红蛋白的形成，从而促进造血，孕中期的孕妈妈对铁的需求量增加，如果铁的摄入量不足会发生缺铁性贫血。孕4~7月，平均每日铁的摄入量应为24毫克，孕8~10月每天增加到29毫克。补铁以动物性食物为好，吸收率更高，比如牛肉、动物肝、动物血、瘦肉等。全麦食物、绿叶蔬菜等中也可以提供一部分铁，但是吸收率不如动物性食物那么高。

孕中期
一日带量菜谱推荐

早餐

拌蔬菜	胡萝卜 50 克、菠菜 50 克
牛奶	牛乳 250 克
燕麦粥	燕麦片 75 克
煮蛋	带壳鸡蛋 60 克

上午加餐　橘子　　　　　橘（福橘）200 克

午餐

金银卷	小麦粉 76 克、玉米面 37 克
里脊片油菜	香菇 50 克、猪里脊 50 克、 花生油 5 克、油菜 50 克
芹菜豆干	花生油 5 克、豆腐干 25 克、 芹菜 50 克

下午加餐　饼干　　　　　饼干 25 克

晚餐

荞麦米饭	大米 76 克、荞麦 37 克
清炒西蓝花	西蓝花 100 克、花生油 5 克
柿椒鸡丝	青椒 100 克、鸡胸脯肉 50 克、 花生油 5 克

晚上加餐　龙须面　　　　鸡蛋 25 克、面粉 50 克、
菠菜 20 克

注：孕中期的菜单与孕早期保持一样，只是增加了主食的分量
参考：协和医院营养餐单

第 **8** 课

孕 28~32 周妊娠期 高血压疾病筛查

重点提醒

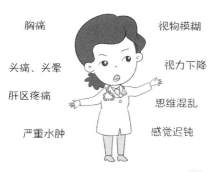

胸痛

头痛、头晕

肝区疼痛

严重水肿

视物模糊

视力下降

思维混乱

感觉迟钝

妊娠期高血压疾病的表现

收缩压 ≥ 140 毫米汞柱和（或）
舒张压 ≥ 90 毫米汞柱为高血压

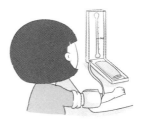

妊娠期高血压疾病的诊断

❶ ❷

❸ ❹

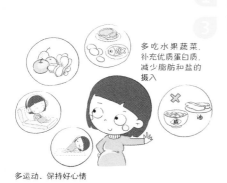

多吃水果蔬菜，补充优质蛋白质，减少脂肪和盐的摄入

多运动、保持好心情

妊娠期高血压疾病的预防

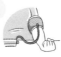

勤测血压

充足蛋白质、热量，限盐

睡眠足，左侧卧

如果出现头痛、视力改变等，及时就医

每天称体重

妊娠期高血压疾病的日常护理

妊娠期高血压疾病

妊娠期高血压疾病是妊娠与血压升高并存的一组疾病，发生率约为5%~12%，严重影响母婴健康。包括妊娠期高血压、子痫前期、子痫。妊娠期高血压疾病有什么特点？如何辨识呢？

妊娠期高血压疾病的临床表现

高血压（主要表现）
持续血压升高至收缩压≥140毫米汞柱和（或）舒张压≥90毫米汞柱。舒张压不随情绪的变化而剧烈变化。如果间隔4小时或4小时以上的两次测量舒张压≥90毫米汞柱，可诊断为高血压

蛋白尿（较严重）
高血压出现在前，蛋白尿出现在后，24小时内尿液中蛋白质含量≥300毫克，或相隔6小时的两次随机尿液蛋白浓度（+）

抽搐（严重）
子痫抽搐进展迅速，前驱症状短暂，表现为抽搐、面部充血、口吐白沫、深昏迷；随之深部肌肉僵硬，很快发展为典型的全身高张阵挛惊厥、有节律的肌肉收缩和紧张，持续约1~1.5分钟，期间无呼吸动作；此后抽搐停止，呼吸恢复，但患者仍昏迷，最后意识恢复，但易激惹、烦躁

妊娠期高血压

如果血压高于平时的正常水平，并且连续几次居高不下，那么尿常规的检查结果就非常关键了。如果尿液中没有出现蛋白质，会被诊断为妊娠期高血压，如果尿液中有蛋白质，则可能处于子痫前期的早期阶段。

孕晚期，尤其是怀孕28周以后，很多孕妈出现生理性水肿，脚肿得像个小馒头，平时的鞋都穿不进去了。生理性的水肿主要是以下三个原因导致的。

1.怀孕后血容量会逐渐增加，孕 34 周时达到高峰，可比非孕期增加 40% 左右，容易形成水肿。

2.怀孕后，孕妈妈的内分泌功能发生改变，肾对钠的吸收增加，导致钠离子潴留在细胞外，水分不易排出去，也容易水肿。

3.随着月龄增加，子宫不断增大，压迫到下腔静脉，就会影响下肢的血液向心脏回流，容易引起下肢水肿。

生理性水肿基本不会对胎宝宝产生不良影响，并且这种水肿一般到产后两周自动恢复，所以孕妈妈不用过分担心。但要注意，孕妈妈的体重增加正常、血压也正常、尿液检测没有尿蛋白的水肿才是生理性水肿。

tips

别把水肿当发胖

体重猛增往往是水肿的一个主要表现，孕妈妈要学会区分肥胖和水肿，以便及时发现问题，采取应对措施。如果突然发现自己的腿变粗了，那么可以用拇指按压小腿胫骨处，如果压下去后，皮肤明显凹下去而且不会很快恢复，表示发生了水肿。发生水肿后要注意查找原因，对症处理。当体重每周增加 0.9 千克以上，或一个月增加了 2.7 千克，很可能是子痫前期的表现。

诊断妊娠期高血压需要做的检查

妊娠期高血压的诊断除了根据血压监测，有时还需要一些辅助检查，如：

| 血常规 | 肝肾功能检查 | 尿常规 | 凝血功能 | 心电图，胎心监测，B 超检查胎儿、胎盘、羊水 |

子痫前期

	子痫前期
轻度	孕 20 周以后出现收缩压 ≥ 140 毫米汞柱和（或）舒张压 ≥ 90 毫米汞柱；尿蛋白 ≥ 0.3 克 /24 小时或随时尿蛋白（+）；可伴有上腹不适、头痛等症
重度	①血压持续升高：收缩压 ≥ 160 毫米汞柱和（或）舒张压 ≥ 110 毫米汞柱；②尿蛋白 ≥ 5.0 克 /24 小时或随时尿蛋白 ≥（+++）；③持续性头痛或其他脑神经或视觉障碍；④持续性上腹疼痛，肝包膜下血肿或肝破裂症状；⑤肝功能异常：肝酶 ALT 或 AST 升高；⑥肾功能异常：少尿（24 小时尿量 < 400 毫升或每小时尿量 < 17 毫升）或血肌酐 > 106 微摩尔 / 升；⑦血小板 < 100×10^9/ 升；血 LDH 升高

子痫

　　子痫前期基础上发生不能用其他原因解释的抽搐。子痫发生前可有不断加重的重度子痫前期，但也可以发生于血压升高不显著、无蛋白尿的病例。通常产前子痫较多，发生于产后 48 小时者约 25%。

　　预防子痫的唯一有效办法就是注意产检，尤其是以下人群更要注意：

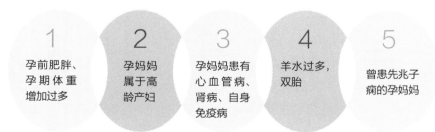

1	2	3	4	5
孕前肥胖、孕期体重增加过多	孕妈妈属于高龄产妇	孕妈妈患有心血管病、肾病、自身免疫病	羊水过多，双胎	曾患先兆子痫的孕妈妈

　　孕妈妈发现子痫前期应立即去医院，立即采取相应的治疗措施，以防止子痫前期发展为子痫。

日常护理

如果诊断为妊娠期高血压也不必惊慌，在家调养要注意以下几方面。

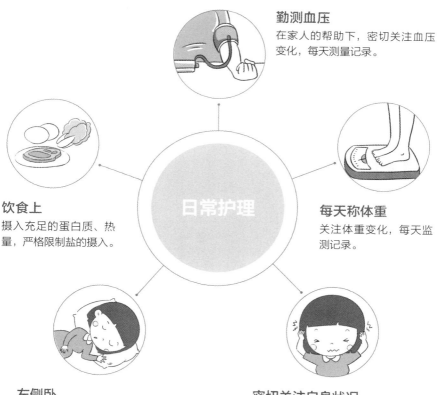

勤测血压
在家人的帮助下，密切关注血压变化，每天测量记录。

饮食上
摄入充足的蛋白质、热量，严格限制盐的摄入。

日常护理

每天称体重
关注体重变化，每天监测记录。

左侧卧
保证充足的睡眠，左侧卧，减轻子宫对腹腔和下腔静脉的压迫。

密切关注自身状况
如果出现头痛、视力改变、上腹不适等症，要及时去医院。

缓解水肿的好办法

改善水肿除了充分休息、左侧卧以外，还有一些细节可以帮到你。

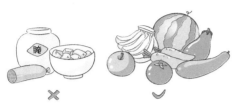

饮食上
少吃盐和含盐高的食物，多吃一些蔬菜、水果。

不要久站、久坐
适当走动，以增加下肢血流。

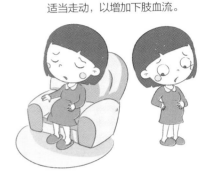

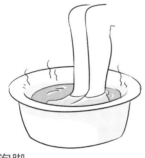

泡脚
晚上睡觉前用温热的水泡脚，既有利于睡眠，也能促进血液循环。

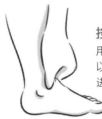

按摩脚踝
用拇指推按脚踝的内侧下缘，再以同样方式推按外侧下缘，可促进足部血液循环，减轻水肿。

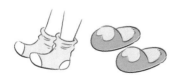

穿宽松的鞋、袜
避免压迫到脚踝及小腿，影响血液回流。

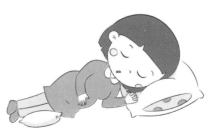

睡觉时抬高腿
睡觉时把腿垫高点可以促进下肢血液流向心脏，减轻水肿。

预防高血压

高血压的主要诱因之一就是钠的摄入量过高，因此坚持低盐饮食，对于普通人群和孕妈妈都极为重要。除了低盐饮食之外，增加钙、钾、膳食纤维的摄入，也是促进体内钠排泄的有利途径，对于预防高血压十分有益。

Tips

挂面是高钠食物

　　龙须面中含钠高达 292.8 毫克 / 100 克，普通挂面中含钠高达 150 毫克 /100 克。经常会有这样的体验，煮过面条的汤尝起来是咸的，所以吃挂面的时候要少放盐和调味料等，以免吃盐过多。

- **低盐饮食**

《中国居民膳食指南》建议每人每天食盐的摄入量要低于 6 克，烹饪时除了少放盐，还要注意少放酱油、蚝油、味噌、鸡精等含盐量高的调味品；少吃腌菜、腌制肉食等含盐量较高的食物。

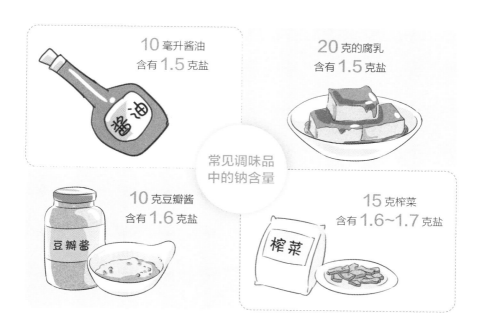

10 毫升酱油
含有 1.5 克盐

20 克的腐乳
含有 1.5 克盐

常见调味品中的钠含量

10 克豆瓣酱
含有 1.6 克盐

15 克榨菜
含有 1.6~1.7 克盐

增加新鲜蔬菜、水果的摄入

新鲜蔬果可提供丰富的钾、钙、膳食纤维，可以促进体内多余钠的排泄，维持钙钾平衡，防止血压升高；新鲜蔬果中的维生素、矿物质对于维持正常血压、做好孕期保健十分重要。

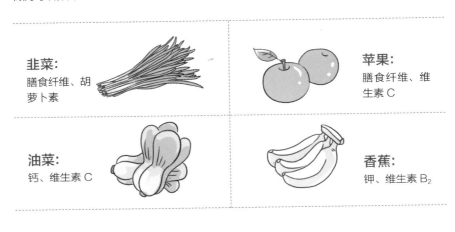

韭菜：
膳食纤维、胡萝卜素

苹果：
膳食纤维、维生素 C

油菜：
钙、维生素 C

香蕉：
钾、维生素 B_2

适当增加优质蛋白质的摄入

孕妈妈应保证每天 80~90 克的蛋白质摄入，以避免水肿。

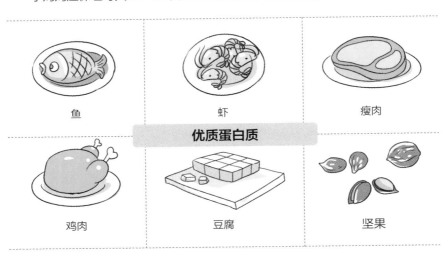

鱼

虾

瘦肉

优质蛋白质

鸡肉

豆腐

坚果

保持好心情

过度紧张的情绪会影响血压，怀孕后由于体内激素的变化，孕妈妈容易出现情绪不稳定的情况，应学会缓解。比如当心情烦躁的时候，可以看看喜剧电影，和知心好友聊聊天，听听舒缓的音乐，做些喜欢的娱乐活动，都是缓解不良情绪的好方法。孕妈要切记，保持好心情是最好的胎教，有利于胎宝宝的生长发育。

> **Tips**
>
> 孕期好心情，宝宝出生后不爱哭闹
>
> 人的情绪变化与内分泌有关，如果孕妈妈在怀孕期间能够保持快乐的心情，宝宝出生后一般性情平和、情绪稳定，不经常哭闹，还能很快形成良好的生活节律。一般来讲，这样的宝宝智商、情商指数都比较高。而且，孕妈妈身心健康有利于改善胎盘供血量，促进胎宝宝的健康发育。所以，孕妈妈每天都要保持好心情。

适当运动

对于孕妈妈来说，每天坚持适量的运动，不仅可以防止肥胖，还能促进心血管功能，增强心肌收缩力降低血管紧张度，是非常有利于预防以及控制血压的。此外，运动还能让孕妈妈保持好心情，促进顺产和胎宝宝的大脑发育。

> 孕早期
>
> 不建议大量做运动，只做一些慢的、轻柔的运动，比如散步等，避免跳、跑等剧烈运动。

> 孕中晚期
>
> 可以适当增加运动量，散步、孕期瑜伽、孕妇健身操、简单的家务等都是不错的锻炼方式，运动量以感觉舒适、不累为主旨。

建议左侧卧睡姿

对于大多数孕妈妈来说，到孕中晚期的时候最好采用左侧卧的睡姿，因为子宫不断增大，甚至占据了整个腹腔，会压迫邻近的组织器官，左侧卧可避免压到血管，从而有利于避免妊娠期高血压疾病的发生，同时还能维持子宫正常的血流量，避免胎宝宝宫内缺氧。

仰卧睡可能使血管受到压迫，影响子宫供血以及胎宝宝的营养供应，还可能影响肾脏的血液供应，血流减慢会使尿量也减少，孕妈妈身体内的钠盐和新陈代谢产生的有毒物质不能及时排出，出现血压升高、下肢水肿现象。

Tips

左侧卧也应灵活对待，虽然左侧卧位有诸多好处，但是不要求孕妈妈整夜都保持左侧卧位，能让自己感到舒服的睡眠姿势就是最好的。

不仅如此，在孕晚期子宫呈右旋转，左侧卧睡姿可改善子宫的右旋转程度，减轻子宫血管张力，增加胎盘血流量，避免胎宝宝出现宫内缺氧的情况，有利于胎儿的生长发育。

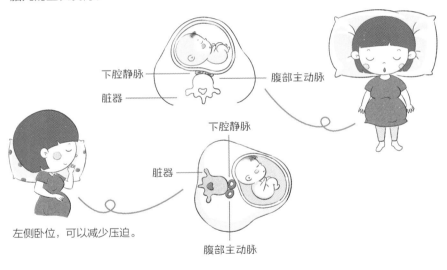

下腔静脉　脏器　腹部主动脉

下腔静脉　脏器　腹部主动脉

左侧卧位，可以减少压迫。

其他常规产检项目

体重检查、血压检查、尿常规、多普勒听胎心音，还要测量宫高、腹围。

孕 28~32 周

妊娠期高血压疾病筛查

评估妊娠期高血压需要做的检查

血压监测

尿检

其他
- 血常规
- 肝肾功能检查
- 尿常规
- 凝血功能
- 心电图
- 胎心监测
- B 超检查胎儿、胎盘、羊水

妊娠期高血压的诊断

血压

收缩压 ≥ 140 毫米汞柱和（或）舒张压 ≥ 90 毫米汞柱

什么是生理性水肿

体重增加正常

血压正常

尿液检测没有尿蛋白

产后能自行恢复

如何预防妊娠期高血压

低盐饮食

增加新鲜蔬菜、水果的摄入

适当增加优质蛋白质的摄入

保持好心情

适当运动

妊娠期高血压
的日常护理

饮食上保证蛋白质、控制热量和盐

头痛、视力改变、上腹不适时及时就医

左侧卧，保证充足的睡眠

每天测量记录血压

关注体重变化

子痫前期和子痫

子痫前期　发现子痫前期，应立即去医院，遵医嘱采取治疗措施，预防从子痫前期发展为子痫

子痫　预防子痫要做好产检，尤其是这些人群：

体重增长过多的孕妈妈　　高龄产妇

患有心血管病、肾病、自身免疫病的孕妈妈

羊水过多，双胎　　曾患有子痫的孕妈妈

孕 33~34 周 B 超评估胎儿大小，检测胎儿状态，胎心监护

重点提醒

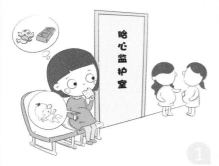

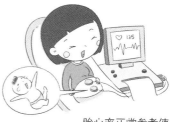

胎心率正常参考值
110-160 次 / 分

① ②

③ ④

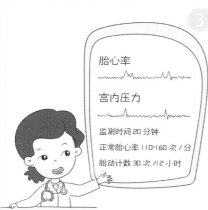

胎心率

宫内压力

监测时间 20 分钟

正常胎心率 110-160 次 / 分

胎动计数 30 次 /12 小时

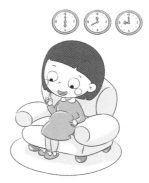

养成每天自行监测胎动的习惯

B 超检查

评估胎儿体重

在孕 33~34 周，医生会再给你做一次 B 超检查。这次的 B 超检查结果主要用于评估胎儿有多大，观察羊水多少、胎盘功能以及胎宝宝有没有出现脐带绕颈。此外，胎宝宝的胎位也是能否顺利分娩的重要指标。

通过 B 超检查估测胎儿体重通常是准确可靠的，一般预测体重与出生体重允许有 500 克的误差。

B 超估计胎宝宝体重需要参考双顶径（BPD）等的指数来进行计算 [胎儿体重（克）=BPD（厘米）×900-5000]。一旦发现胎儿体重过低，孕妈妈就要注意食物多样化，相应增加营养摄入；如果发现胎儿过重，则要适当加以控制。总之，在饮食上就要全面评估，健康饮食，以免生出巨大儿，造成难产、产后出血。

关注胎位

胎位其实就是胎宝宝在子宫的位置姿势，这个位置直接关系到孕妈妈的分娩方式。胎宝宝最大的部分是胎头，正常发育的胎儿，如果胎头位置正常，在产力的推动下，就可顺利通过产道分娩。

Tips

胎位的表述

胎位是胎儿先露部分与母体骨盆前、后、左、右的关系。写法由三方面来构成：先露部位在骨盆的左侧或右侧，简写为左（L）或者右（R）；顶先露为"枕"，即"O"，臀先露为"骶骨"，即"S"，面先露为"额"，即"M"，肩先露为"肩"，即"Sc"；先露部位在骨盆之前、后或横，简写为前（A）、后（P）或者横（T）。胎位左枕前（LOA），为最常见胎位。

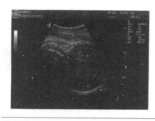
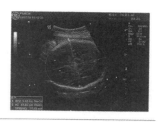

超声所见：

胎头位于耻上

双顶径9.4cm，头围33.8cm，腹围34.4cm，股骨长7.6cm

胎盘右前壁

羊水　4.1 ┊ 1.5
　　　　--┼--　　cm
　　　2.8 ┊ 1.3

胎心规律。

脐动脉S/D<3。

因孕周及体位影响，部分心脏切面、肢体、颜面部、腹壁脐带入口处显示欠清。

> 医生给胎儿估重为 3385~3554 克。这位宝宝实际出生的体重是 3570 克，相差不多，在误差范围内。

超声提示：

宫内晚孕，头位

• 最佳顺产胎位

胎宝宝在子宫内最好的位置是枕前位，即"头先露"：即背朝前、胸向后，与妈妈面对面，手脚屈曲交叉于胸腹前。

枕前位又分左枕前、右枕前、正枕前，左枕前是分娩中最多见的胎位，其次是右枕前。枕前位分娩时头部最先伸入骨盆，是最好顺产的胎位，其实就是"趴着生"，胎儿处于枕前位状态时，才能自行完成胎头下降、俯屈、内旋转等动作，顺利娩出。

分娩时头部最先伸入骨盆，医学上称之为"头先露"，这种胎位分娩一般比较顺利。

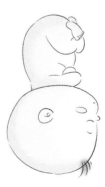

枕前位，最有利于顺产的胎位

• 常见胎位

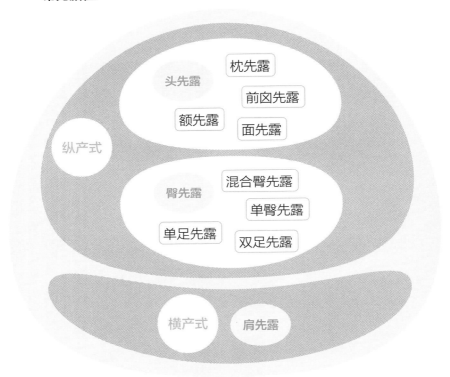

大家知道，女性的产道是一个纵行的管道。纵产式，即头先露或臀先露出时，胎体纵轴与骨盆纵轴相一致，容易通过产道。

头先露时，胎头先通过产道，较臀先露容易娩出。其中枕前位更利于完成分娩机转，易于分娩，其他胎方位会不同程度增加分娩困难。

臀先露时，胎臀先娩出，较胎头周径小且软，产道不能充分扩张，胎头后娩出时无变形机会，因此胎头娩出较臀部困难。未足月时，胎头相对于胎臀更大，故更易发生后出头困难。

但是，如果出现了横产式，即肩先露时，胎体纵轴与骨盆轴垂直，足月活胎不能通过产道，对母儿威胁极大。

及时纠正胎位不正

临床上胎位判断是以第一产程内诊为准，但孕妈妈要提前关注。孕9月（孕33周）开始，胎儿的增长速度加快，孕妈妈子宫内的活动空间越来越小，这时候胎位相对固定，孕妈妈可通过适当运动、按摩等方法来纠正，同时也不排除胎宝宝通过不断的旋转而自己纠正的情况。

孕妈妈可以多保持左侧卧，有利于胎位的回转，也可以做做胸膝卧位的胎位纠正操，通常情况下，胎宝宝的臀部都能从骨盆中退出来，恢复头位。但做体操前应先咨询医生是否可以做，得到医生许可方可练习。

胸膝卧位的
具体做法 ····· 两膝着地，胸部轻轻贴在地上。尽量抬高臀部。双手伸直或折叠置于脸下。每天睡前做10分钟左右。

孕妈妈在纠正胎位不正时，具体该如何做，需要听从产科医生的指导，不能擅自延长动作的时间和次数，否则可能会因为动作不当而引起脐带绕颈、脐带扭转或缠绕胎儿肢体等现象的发生。此外，还得注意以下几点。

1. 进行胎位纠正一段时间后，定时去医院检查，随时观察胎位的变化情况。

2. 在有家人陪伴的情况下进行胎位纠正动作，防止意外发生。

3. 胎位不正不会影响胎儿的健康，孕妈妈应保持心情舒畅，以积极的态度应对胎位不正，等待分娩。

Tips

四步触诊法发现胎位

胎位通过B超可以准确发现，很多医生也会通过四步触诊法来判定胎儿的位置和大小、子宫大小是否与孕周相符，可以判定胎产式、胎先露、胎位等，并估计羊水多少。

脐带绕颈

脐带是连接妈妈和宝宝的桥梁，胎儿生活在妈妈的子宫中，营养的吸收和废物的排泄就是靠脐带来完成的，那条又细又长的带子，让小小受精卵发育成了一个大宝宝。

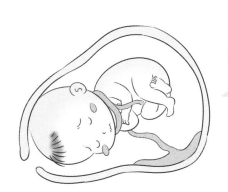

宝宝出生后剪断的脐带最后会成为宝宝的肚脐

胎宝宝在子宫里是不闲着的，一般从孕 17~20 周有胎动开始，他们的本领会一天天强大起来，尤其是那些活泼爱动的胎宝宝，到了孕中后期，转体、翻身、拳打脚踢都不在话下，可一不小心就把脐带绕在了自己的脖子上，脐带绕颈会让很多孕妈妈担心。

一般三分之一的胎宝宝出生时都会有脐带绕颈，不必过分担心，只是提醒孕妈妈注意胎动就可以了。

• B 超单上的 "V" 与 "W"

脐带绕颈通过 B 超检查可以发现，如果报告单上有个 "V" 标志，代表脐带绕颈一圈，如果是 "W" 的标志，则表明脐带绕颈二圈。当然也有绕颈三周甚至四周的情况，但是并不多见。

• 有了脐带绕颈，就要关注胎动

脐带绕颈如果情况严重可能造成胎儿缺氧、窘迫，但是幸好脐带是又长又有弹性的，所以缠绕一周的胎宝宝，受缠绕压迫的程度较轻，一般问题不大。一般来说，36 周前宝宝脐带绕颈，后期脱困的概率较高。孕妈妈可在家中每天进行 2 次胎动自我监测，以了解胎宝宝的宫内情况，发现问题及时就诊。

• 脐带绕颈，孕妈妈应该怎么做

1

加强围产期的保健，生活规律，保证充足的休息。

2

运动时动作宜适度、轻柔，运动胎教不可过于频繁，时间不宜过长，以 10~15 分钟为宜。

3

睡觉时多取左侧卧位，以增加子宫胎盘血流量。

4

孕晚期发现脐带绕颈，同时伴有胎位不正时，不要通过矫正体位去纠正胎位，防止脐带在胎儿过分运动中绕得更紧。

• 脐带绕颈能顺产吗

脐带绕颈能否顺产一般与脐带绕颈的具体情况有关。

1. 如果脐带绕颈不紧或压迫程度较轻，不会对胎儿造成大的威胁，也无缺氧情况发生，这种情况下可选择顺产。

2. 如果脐带绕颈周数多或造成胎儿窘迫，这些情况下选择顺产有一定的危险，可选择剖宫产。如果非要选择顺产，分娩过程中就要密切关注孕妈妈和胎儿的变化，进行全程胎心监护、及时判断胎盘功能是否良好、定期进行阴道检查了解分娩进展情况，如果发现异常，立即进行剖宫产。

脐带脱垂

在正常情况下，脐带是浮游在羊水中，封闭在羊膜囊内，孕晚期的时候如果出现胎膜破裂，也就是破水，脐带就有可能脱出进入阴道，甚至露出外阴，这就是脐带脱垂，是一种对胎宝宝非常不利的并发症。

脐带脱垂对孕妈妈不会有太多影响，但却可能引起胎儿缺氧，使胎儿与母体血液循环中断，若脐带血液循环阻断 7~8 分钟，胎儿甚至会由于缺血、缺氧而出现极严重的不良后果。因此，这里也提醒臀围及胎头高深的孕妈妈们，一旦发生破水，一定要平躺，尽快去医院，千万不要站立，以免在重力作用下出现脐带脱垂。

胎盘

▪ 胎盘的位置

胎盘负责合成和分泌激素，以及供应胎宝宝所需的营养。胎盘附着在子宫的位置是很有讲究的，一般做 B 超的时候会顺便看上一眼。胎盘附着在腹部就是胎盘前壁，附着在靠近背后的位置就是胎盘后壁，附着在子宫侧面就是侧壁，这些位置都是正常的。

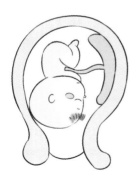
正常胎盘的位置

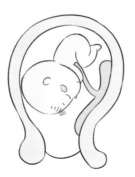
边缘性前置胎盘

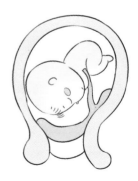
重型前置胎盘

但前置胎盘就是另外一个概念了。宫底是很安全的着床位置，但是宫口就需要注意了，前置就是胎盘接近宫口。前置胎盘是一种严重的妊娠期并发症，如果孕妈妈有无诱因、无痛性的反复阴道流血，那就要 B 超检查是否为前置胎盘，以及前置胎盘的类型了。

妊娠周数是用 B 超诊断前置胎盘时必须考虑在内的一个因素。妊娠中期，胎盘占宫腔 1/2 的面积，胎盘覆盖或靠近宫颈内口的可能性大；妊娠晚期，胎盘只占宫腔面积约 1/3，且会跟随子宫上移，从而变为正常位置胎盘。所以，如果孕中期，孕妈妈通过 B 超检查发现胎盘位置较低，可定期去医院观察，如果到妊娠 28 周后，胎盘位置仍然没有改变可做前置胎盘的诊断。

胎盘早剥

孕 20 周以后或分娩期，胎盘在胎宝宝娩出前部分或者全部从子宫剥离，就是胎盘早剥，这是孕晚期很严重的一种并发症。

轻型胎盘早剥主要症状为阴道流血，出血量一般较多，色暗红，可伴有轻度腹痛或腹痛不明显，贫血体征不显著。重型胎盘早剥主要症状是突发的持续性腹痛和腰酸、腰痛，其程度因剥离面大小及胎盘后积血多少而不同，积血越多疼痛越剧烈。

出现胎盘早剥只能提前生产，而且越早处理越好，以避免孩子缺氧窘迫引发严重后果。

胎心监护

何时开始做

在怀孕 34 周后，孕妈妈每周去医院产检时，会进行胎心监护，通过动态监测胎儿 20 分钟内的活动情况，以了解胎心、胎动及宫缩的状态。如果 20 分钟内胎动次数超过 3 次，每次胎动时胎心加速超过 15 次／分，并且没有太频繁的宫缩出现，那么这是一个正常的结果，说明胎宝宝在子宫内非常健康，医生会根据胎心监护的情况来进行判断。

怎样做胎心监护

胎心监护是通过绑在孕妈妈身上的两个探头进行的。一个绑在子宫顶端，是压力感受器，其主要作用是了解有无宫缩及宫缩的强度；另一个放置在胎儿的胸部或背部，进行胎心的测量。仪器的屏幕上有胎心和宫缩的相应图形显示，孕妈妈可以清楚地看到胎宝宝的心跳。另外还有一个按钮，当孕妈妈感觉到胎动时，可以按压此按钮，机器会自动将胎动记录下来。胎心监护仪将胎心的每个心动周期计算出来的心跳数，依次描记在图纸上以显示胎心基线变化。在一定范围内，胎心基线变化表示胎心中枢自主神经调节和心脏传导功能建立，胎心有一定的储备力。

胎心过快或过慢不都是有问题，医生会根据一段胎心监护的图纸进行判断。如果出现异常情况，医生会及时进行下一步处理，或复查胎盘，或做 B 超，或入院。

> **Tips**
>
> ### 可以租胎心仪在家听
>
> 胎心监护只能在特定时段监测，而不能随时随地监测，所以还需要孕妈妈养成每天自行监测胎动的习惯。有合并症的孕妈妈可以在家经常监护胎心。
>
> 孕妈妈可将仪器探头放在医生检查时听到胎心的位置，每日早、中、晚各记录胎动次数 1 次，如果 20 分钟内胎动次数超过 3 次，每次胎动时胎心加速超过 15 次／分，并且没有太频繁的宫缩出现，就是正常的结果，说明胎宝宝在子宫内非常健康。

胎心图解读

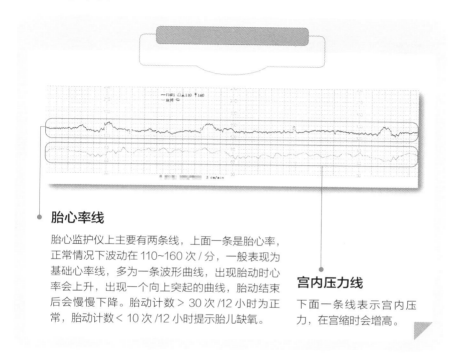

● 胎心率线

胎心监护仪上主要有两条线，上面一条是胎心率，正常情况下波动在 110~160 次 / 分，一般表现为基础心率线，多为一条波形曲线，出现胎动时心率会上升，出现一个向上突起的曲线，胎动结束后会慢慢下降。胎动计数 > 30 次 /12 小时为正常，胎动计数 < 10 次 /12 小时提示胎儿缺氧。

宫内压力线

下面一条线表示宫内压力，在宫缩时会增高。

监测结果不理想怎么办

做胎心监护检查前的 30 分钟内，孕妈妈可以吃点甜食，这样胎宝宝会容易动。胎心监护整个过程至少需要 20 分钟，如果胎心监护结果不是令人非常满意，那么监护会持续做下去，做 40 分钟或 1 小时也是可能的。很多孕妈妈胎心监护都不是一次通过的，孕妈妈不要过于焦虑。

其他常规产检项目

体重检查、血压检查、尿常规、多普勒听胎心音，以及测量宫高、腹围。

孕 33~34 周 B 超评估胎儿大小，检测胎儿状态，胎心监护

孕 33~34 周的 B 超检查

胎心监护

孕 34 周后，每周进行胎心监护

胎心监护检查前 30 分钟内，可以吃点甜食

评估胎儿大小

观察羊水多少

胎盘功能

看胎位

最有利于顺产的胎位：　枕前位

纠正胎位

● 胎宝宝通过不断的旋转自行纠正

● 做胸膝卧位：一定得到医生许可，一定有家人陪同

是否脐带绕颈

脐带绕颈怎么办

关注胎动　加强围产期的保健

孕 35~36 周阴拭子、B 族链球菌筛查

重点提醒

产科

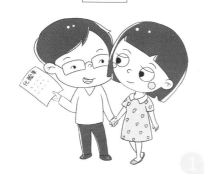

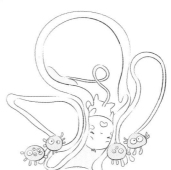

阴拭子检查可排查阴道是否有炎症

① ② ③ ④

推荐每个孕妈妈做B族链球菌筛查

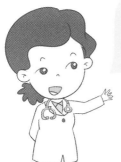

足月儿

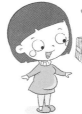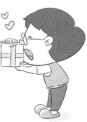

阴拭子检查

检查有无感染，确定分娩方式

阴拭子检查主要是检查阴道中有无细菌感染，来决定分娩方式。如果感染严重需要相应治疗。

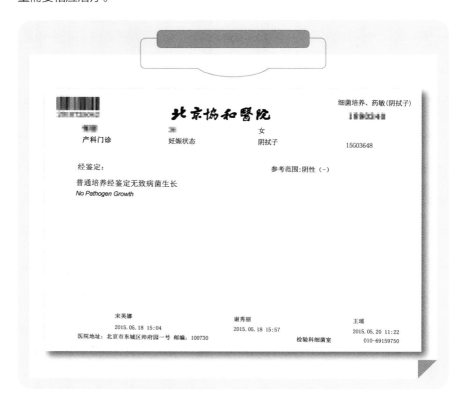

在正常生理情况下，孕妈妈的阴道中存在阴道杆菌，它能保持阴道处于酸性环境，抑制其他寄生菌群异常繁殖，具有自然保护功能。阴拭子培养发现细菌或真菌感染，需要积极治疗阴道炎症。

马良坤产科门诊：关键产检 **12** 课

常见阴道炎	对怀孕的影响	
	怀孕期	分娩期
霉菌性	穿透胎膜感染胎儿，引起早产	当胎儿经母亲阴道分娩时，也可能被念珠菌感染，引起鹅口疮、臀红
滴虫性	孕中期以后感染增加早产、胎膜早破概率	产褥感染，新生儿外阴炎、阴道炎
细菌性	流产、胎膜早破、早产、羊水感染	产后子宫内膜炎、剖宫产后切口感染

如何预防孕期阴道炎

1. 备好专用清洗盆和专用毛巾。清洗盆在使用前要洗净，毛巾使用后晒干或在通风处晾干，如毛巾日久不见阳光，容易滋生细菌和真菌。

2. 大便后要用手纸从前向后擦拭干净，在家可以清洗，在外可以用孕妇湿巾对私处进行清洁，对预防孕期阴道炎效果也是很好的。

3. 私处清洗：双手洗净，用温水从前向后清洗外阴，再洗大小阴唇，最后洗肛门周围及肛门。最好用淋浴，用温水冲洗，如果无淋浴条件，可以用盆代替，但要专盆专用。注意不要用消毒药水，以免破坏阴道正常酸碱性和菌群。

4. 孕妈妈宜选择纯棉、柔软、宽松的内裤。晚上睡觉可以穿四角内裤甚至不穿内裤，让阴部呼吸新鲜空气。

孕期得了阴道炎怎么办

感染了阴道炎一定要及时治疗，听取医生的建议，不要自行用药，医生一般会局部给药，如阴道冲洗、栓剂等，尽量不使用口服药物，以免对胎儿造成影响。饮食上注意不要吃辛辣刺激性食物。孕期得了阴道炎如果不及时治疗，不仅影响自身健康，如果选择顺产的话，还极易使胎儿受到感染。

B 族链球菌筛查

B 族链球菌感染危害大

B 族链球菌存在于胃肠道和泌尿生殖道内，属于条件致病菌。B 族链球菌可引起母体尿路感染、宫内感染及产后子宫内膜炎，并增加早产或死胎风险。

新生儿在出生后第 1 周内发生 B 族链球菌感染称为早发型 B 族链球菌病。如果感染发生在出生后 1 周至 2~3 个月则称为晚发型 B 族链球菌病。

B 族链球菌筛查

建议无论计划采用何种分娩方式，所有孕妈妈均应在孕 36^{+0}~37^{+6} 周之间进行 GBS 培养法筛查，除非孕期已明确诊断 GBS 菌尿，或既往有 GBS 感染新生儿分娩史（此情况均同 GBS 筛查阳性管理）。

采样时，不使用阴道窥器，先用拭子在阴道下部（近处女膜缘）取样，然后用同一拭子通过肛门括约肌在直肠内取样。不推荐单独行宫颈取样或阴道取样，以防漏检。

B 族链球菌筛查阳性，怎么办

美国疾病控制中心（CDC）建议：

1 ▶ 培养结果为阳性者，分娩时给予预防性治疗。

2 ▶ 若没有既往培养结果，对所有已知存在危险因素的孕妈妈，如体温超过 38℃、妊娠少于 37 周、既往产儿曾患 B 族链球菌感染性疾病或胎膜破裂时间超过 18 小时者，分娩时应予以预防性抗生素。

3   先兆早产和胎膜早破者，也应予以筛查。

4   产前治疗应包括静脉注射抗生素。

5   分娩方式的选择：参考有无产科指征，一般认为，B 族链球菌感染本身不倾向于任何分娩方式。

6   医生要注意观察新生儿，关注其感染征象，必要时转入儿科观察。

其他常规产检项目

体重检查、血压检查、尿常规、血常规、多普勒听胎心音胎动，测量宫高、腹围。

一图读懂 孕 35~36 周
阴拭子、B 族链球菌筛查

阴拭子检查

检查阴道中有无细菌感染来决定分娩方式

如果感染严重需要相应治疗

B 族链球菌筛查

筛查时间为孕 $36^{+0} \sim 37^{+6}$ 周

如果筛查阳性

分娩时应给予预防性治疗

不倾向于任何分娩方式

注意观察新生儿，必要时转入儿科

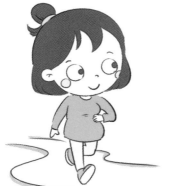

第 **11** 课

孕 37 周 B 超
测羊水，量骨盆

重点提醒

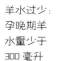

羊水过少：
孕晚期羊
水量少于
300 毫升

羊水过多：
妊娠期间
羊水量超过
2000 毫升

半透明乳白色、
胎脂、上皮细胞、
胎儿尿液

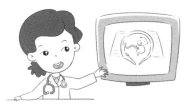

B超检查确诊

	羊水过多	羊水过少
AFI（羊水指数）	> 20 厘米	< 8 厘米
AFV（羊水深度）	≥ 8 厘米	≤ 2 厘米

处理取决于胎儿有无畸形、
孕周大小·等

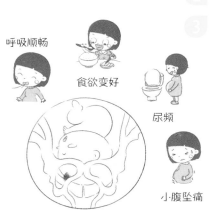

呼吸顺畅

食欲变好

尿频

小腹坠痛

胎头入盆

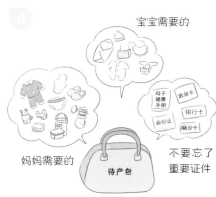

宝宝需要的

妈妈需要的

不要忘了
重要证件

临产入院的必需品

B 超测羊水

羊水过多或过少怎么办

  如果出现羊水过多，就要检查胎宝宝有无畸形。如果排除胎儿畸形，应从孕妈妈自身找原因了，如果羊水多得不是很离谱，建议孕妈妈调整一下饮食，要清淡、健康饮食，隔一两周复查一下。有时医生会建议重复检查糖耐量，看是否有妊娠期糖尿病，如果羊水特别多，通常与胎儿畸形有关，需要仔细检查胎儿的消化系统，心脏情况。

  孕妈妈喝水太少、血容量不足、妊娠高血压都会造成羊水少，如果胎儿早期破水、生长迟缓、过期妊娠、泌尿系统异常、胎盘功能不足，也会造成羊水少。

  羊水过多或过少都会对胎宝宝的成长有不好的影响，排除胎儿畸形后，需严密观察胎儿在宫内的情况及羊水量的变化，并寻找和去除病因。

	羊水过多	羊水过少
AFI（羊水指数）	> 20 厘米	< 8 厘米
AFV（羊水深度）	≥ 8 厘米	≤ 2 厘米

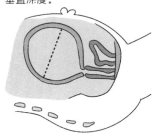

羊水深度：是指肚子里羊水的垂直深度。

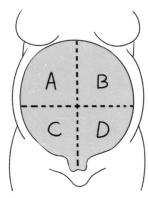

羊水指数：以孕妈妈的脐部为中心，以脐水平线和腹白线为标志，将子宫分上、下、左、右4个区域，将4个区域的羊水深度相加，就得到羊水指数（AFI）。

量骨盆

评估是否需要剖宫产，这次检查很重要

产道就是胎儿从母体分娩时经过的通道，由骨产道和软产道两部分组成。骨盆就是骨产道，是一个不规则的、向前弯的、前壁稍短的筒形通道。通过对骨盆入口和出口尺寸的测量，然后与胎儿的头颅大小做比较，以此来决定胎儿能否顺利通过。分娩时，胎儿首先扩张并经过骨产道，骨产道越大，胎儿分娩越顺利；骨产道越小或有畸形，胎儿通过将会受阻，可能引发难产。孕晚期的骨盆测量就是要了解骨盆的宽度够不够。目前，临床上通常采用骨盆外测量中的坐骨结节间径评估骨盆是否正常，正常范围为 8.5~10 厘米。

> **Tips**
>
> **软产道**
>
> 软产道由子宫下段、宫颈、阴道及骨盆底软组织组成的弯曲产道。分娩时，子宫颈随着子宫的收缩先展开变薄、颈口逐渐开大，阴道也扩张了，以使胎头通过。软产道如果有畸形或水肿情况，也会对分娩造成影响。

判断是否入盆

在孕 36 周到分娩前，胎头的双顶径也就是头颅最宽处，会抵达盆腔入口与骨盆相对应并固定下来，这就是入盆，是胎宝宝做好了出生的准备，也是顺产的第一个前提条件。

入盆时间有早有晚，早的可能在孕 33、34 周就入盆，晚的可能要生之前才入盆。一般怀二胎的孕妈妈入盆比较晚。

- **入盆的信号**

尿频： 入盆后，子宫不断变大压迫膀胱导致尿频。

有坠痛感： 胎宝宝入盆后，会对孕妈妈的阴部和骶骨造成一定的压力，妈妈自然会感受到一股下坠的力量和阴部轻微的压痛了。

宫高下降： 孕9月宫高达到孕期最高点，入盆后宫高会下降到孕8月的高度。

出现不规律的宫缩： 孕妈妈可能会感到一阵阵类似痛经的感觉，其实这是明显的宫缩现象，如果这种痛感有一定的规律性，甚至出现破水、见红，就表示马上要生产了，需要立即去医院。

肚子靠下、呼吸顺畅： 入盆就代表胎宝宝的位置下移了，肚子下坠，胸部不会碰到肚子了，呼吸起来也轻松一些，胃口也好了。

迟迟不入盆怎么办

胎头不入盆，如果是因为胎头较大、妈妈骨盆入口小、头盆不对称、脐带绕颈、前置胎盘等原因导致的，就要定期做产检，随时观察胎儿入盆情况，来决定是否顺产。如果排除这些因素依然不入盆的，孕妈妈可以适当做做运动促进胎头下降，比如散步、适当的伸展瑜伽、锻炼骨盆的产前体操等。

Tips

孕妈们大可不必过于担心，只要孩子健康，骨盆无异常，那么临产时随着宫缩的挤压，宝宝的头部依然可以进入到产道正常分娩。保持愉快的心情、适量走动、让自己身体处于最佳状态是最重要的。

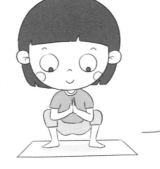

尽量打开双腿，下蹲，双手合于胸前，将双肘放于膝盖内侧。吸气、呼气，同时用双肘顶住膝盖微微打开，呼吸一次，然后边吸气边恢复原来的姿势，重复2-3次。

要以舒适感为主，做不了的时候不要勉强，也可以改坐矮一点的小板凳，最好高度在20厘米左右，比较好操作。

其他常规产检项目

体重检查、血压检查、尿常规、多普勒听胎心音，测量宫高、腹围。

孕 37 周 B 超测羊水，量骨盆

B 超测羊水

羊水多

判定标准

AFI（羊水指数）
> 20 厘米
AFV（羊水深度）
≥ 8 厘米

羊水量稍微多

调整饮食
查糖耐量

羊水量很多

排查胎宝宝消化
系统、心脏问题

羊水少

判定标准

AFI（羊水指数）< 8 厘米
AFV（羊水深度）≤ 2 厘米

原因

喝水太少
血容量不足
妊娠高血压

量骨盆

评估能否顺产

骨盆外测量时，坐骨结节间径的正常范围为 8.5~10 厘米

判断胎儿是否入盆

入盆的时间

早的在孕 33、34 周入盆，晚的临产才入盆

入盆的信号

肚子靠下、呼吸顺畅

尿频　宫高下降

有坠痛感　不规律宫缩

不入盆怎么办

做运动，比如散步、深蹲运动

胎头大、骨盆小、脐带绕颈、前置胎盘等导致的不入盆，考虑剖宫产

孕 38~42 周临产检查，每周一次，评估分娩方式

重点提醒

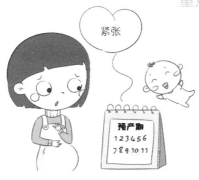

紧张

预产期
1 2 3 4 5 6
7 8 9 10 11

孕 37-42 周之间分娩都是正常的，
超过 41 周，需住院并引产

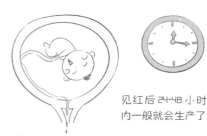

见红后 24-48 小时
内一般就会生产了

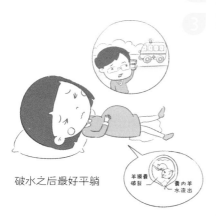

破水之后最好平躺

羊膜囊破裂 囊内羊水流出

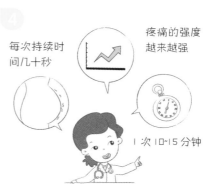

每次持续时
间几十秒

疼痛的强度
越来越强

1 次 10-15 分钟

当出现有规律的宫缩时，应立即去医院待产

临产检查

阴道检查

分娩过程的进展具有一定的规律性。判断产程的进展是否正常主要靠的是观察待产妇子宫颈口的进行性开大以及胎儿先露部分进行性下降的情况，这两方面的检查必须通过阴道检查才能进一步明确。

阴道检查可清楚地了解子宫颈开大的程度，比如宫颈位置、软硬度、胎头的位置，胎头有无变形及与骨盆的关系到底正确与否。

因此，在第一产程中，医护人员会每隔 2 小时做一次阴道检查，如果进展不好，即宫口仍不断开大而胎儿先露部分不下降，或者先露下降满意但宫颈不开大，或者两个都没啥进展，就表明产程出现问题，医生会根据情况及时处理。临产时，每个产妇都要与医护人员配合，做好这项检查。

监测胎心

胎心反映的是胎儿在宫内的状态，当各种原因引起胎儿缺氧时，很敏感的胎心就会出现变化。正常的胎心率一般为 110~160 次 / 分，低于 110 次 / 分或高于 160 次 / 分都表明胎儿已经有缺氧迹象。

临产时，要了解胎心的情况，医生习惯用胎心听诊器听诊，第一产程一般是 1 小时听一次，第二产程一般每隔 5~10 分钟听一次。随着科学技术的发展，胎心监护仪逐步得到普及，目前许多医院都已经使用了。

胎心监护仪是利用胎心探头，固定于产妇腹部听胎心最清楚的部位，连续地记录胎心信号，并记录在胎心监测的图纸上，因此可以较长时间连续了解胎心的变化，还能记录子宫收缩的情况，并了解胎心与宫缩变化的关系，因此使用胎心监护仪监测胎心和宫缩的变化是非常好的监护措施。

观察羊水

大多数产妇都是在胎膜破裂后羊水流出。羊水的性状、多少与胎心的变化同样重要，也是能很好地反映宫内状况的重要因素。

一般来说，羊水是半透明的乳白色，内含白色的胎脂，还有胎儿的毳毛以及胎儿脱落的鳞状上皮细胞。当羊水中混入少量胎粪时，羊水会变为黄色。但当有比较多的胎粪排至羊水中时，尤其是当羊水量较少的情况下，羊水变为绿色甚至深绿色，会很黏稠。

正常头位分娩的胎儿，在产程中是不应该有胎粪排出的，只有在胎儿缺氧的情况下，胎粪才排出。所以，如果看到羊水变黄、变绿时，就表明胎儿有缺氧情况存在了。羊水颜色越深，羊水量越少，情况就越不好，胎儿吞入这样的羊水，黏稠的胎粪通过气管吸入肺中，常常会造成严重的问题。因此，临产时有破水后，除了观察胎心情况，还要密切观察羊水状况。

宫颈指诊

进入产程后，伴随着宫缩，宫颈口会逐渐打开，只有宫颈完全打开的时候（也就是开十指），胎宝宝才能娩出。这个时候，医生会手戴无菌手套伸进产妇的阴道内进行指诊，用手指的宽度比拟宫口扩张的程度，这就是俗称的"几指"，医生说的1指就是1厘米的意思。

Tips

在产程进展的时候，如果宫缩强度不够强，持续时间不够长，叫做宫缩乏力，医生一般会通过静脉点滴催产素来促进宫缩，加快产程的进展和宫口的开大。

临产征兆

临产了，很多头胎孕妈妈免不了担心，不知道什么时候入院、什么时候生，其实生之前身体会给你信号，了解这些信号，准确判断，做好准备，大可不必惊慌。

见红

见红是因为胎宝宝即将离开母体，包裹着胎宝宝的包膜与子宫开始剥落，于是出血，多表现为阴道血色分泌物，血量会少于月经量，但是会持续地出现。

并不是见红了就立即分娩，一般见红后24小时左右会出现规律性的宫缩，然后进入产程。所以见红后要好随时住院的准备，如果出血量很多，有血块，颜色较深，并伴有腹痛，可能有异常，更要立即赶往医院。

如果血量不多，只有淡淡的血丝，不持续，反反复复，一会儿有一会儿没有，那么不必着急，这是因为胎头下降，宫颈撑开的时候，宫颈周围的毛细血管破裂造成的，属于"假见红"可以继续观察，直到出现宫缩的时候再住院。

规律宫缩

宫缩也就是阵痛，肚子一阵阵发硬、发紧，只有宫缩规律的时候产程才正式开始。起初的宫缩可能不规律，1小时出现一次，持续几秒转瞬即逝，孕妈妈还能自由活动，这时一般离分娩还有较长一段时间。当宫缩开始有规律，一般初产妇每10~15分钟宫缩一次，经产妇每15~20分钟宫缩一次，并且宫缩程度一阵比一阵强，每次持续时间延长，这就表示很快进入产程了，要随时准备入院。

破水

有一种情况是不管何时何地发生都必须立即就医的就是破水。破水就是包裹胎儿的胎膜破裂了，羊水流了出来。破水一般在子宫口打开到胎儿头能出来的程度时出现。有的人在生产的时候才破水。一旦破水，保持平躺，无论有无宫缩或见红，必须立即去医院。

破水后应立即平躺，垫高臀部，不做任何活动，防止脐带脱垂、羊水流出过多。立即去医院准备待产，在去医院的路上也要适度保持平躺。如果阴道排出棕色或绿色柏油样物质，表示胎儿宫内窘迫，需要立即生产。一般破水后6~12小时即可分娩，如果没有分娩迹象，大多会使用催产素引产，以防止细菌感染。

很多孕妈妈在临产前感到非常紧张和害怕，怕宫缩疼、怕大出血、怕生不下来改成剖……负面的情绪会对产妇本身和胎儿都会产生影响。希望各位孕妈妈在产前保持一个平和的心理状态，对顺利分娩是非常有帮助的。

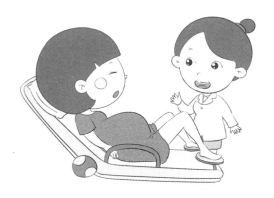

入院

三大产程

自然分娩被分为三个阶段，从规律性子宫收缩开始到胎儿胎盘娩出为止的全过程称为"总产程"，总产程分为三个阶段，即三大产程。

• 第一产程

指临产开始直至宫口完全扩张即开全（10 厘米）为止。初产妇一般超过 20 小时，经产妇不超过 14 小时。

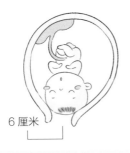

6 厘米

宫口开大到 6 厘米，这个阶段宫口扩张较为缓慢，宫缩疼痛也较为温和。

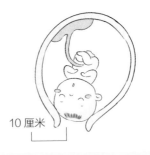

10 厘米

宫口开大从 6 厘米到 10 厘米，这个阶段宫口扩张加速，宫缩疼痛也越来越强烈。

• 第二产程

指从子宫颈口全开到胎宝宝娩出的阶段。初产妇需 1~2 小时，不应超过 2 小时；经产妇通常数分钟即可完成，也有长达 1 小时者，但不应超过 1 小时。一般需 1 小时左右，不超过 3 小时，这时胎头会慢慢往下降，产妇会感到疼痛的部位也逐渐往下移。胎头逐渐经由一定方向旋转下降，最后娩出。

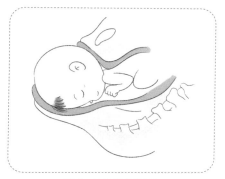

阴道口可以看到胎头

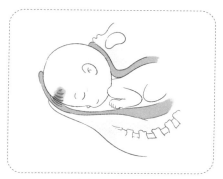

胎头突出阴道口

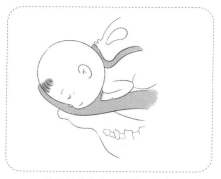

胎头即将娩出，阴道口扩张

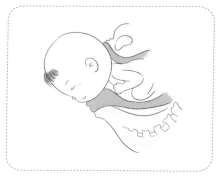

胎头完全娩出

第三产程

指从胎儿娩出后到胎盘胎膜娩出，需 5~15 分钟，最多不超过 30 分钟。

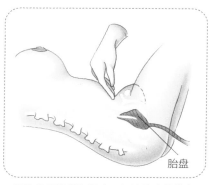

胎盘

医生按压腹部和子宫，加速胎盘的排出

自然分娩

• 什么姿势缓解阵痛

胎儿要从妈妈体内出来，必须在子宫收缩作用下一点一点地通过骨产道和软产道，所以分娩过程需要一定时间，这也是一个自然的生理过程，大多数胎儿都会顺利娩出。

骨产道是一个 10 厘米左右、近似阔口漏斗状的管道，存在三个形状不一样的平面，因此，胎儿必须通过一系列的转动来适应妈妈产道的形态。而胎儿完成这些转动，完全是由妈妈的宫缩力和产道阻力共同作用下帮助其完成的。因此待产时，产妈可以通过变换一些体位，帮助胎儿旋转，来加速产程，还能减轻产痛。

• 瑜伽球上的动作

瑜伽球弹力十足，利用这一特性，可以缓解孕妈腰骶部或会阴部的酸痛不适，促进产程。

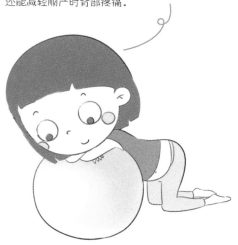

跪姿趴在瑜伽球上

双膝跪地，两腿分开，上半身趴在瑜伽球上，这个动作能加强腰部肌肉，还能减轻顺产时背部疼痛。

坐在瑜伽球上

双腿开叉，前后左右旋转臀部，或者上下颠球，既能促使胎头下降，还能减轻分娩痛带来的不适，但旁边要有人扶持。

抱瑜伽球

阵痛来临的时候，身体有所依靠可以缓解疼痛，可以身体向前趴或抱住瑜伽球。

其他舒服的姿势

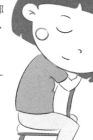

骑椅子

两腿分开，双手抱住靠背，低头。如果医院有摇晃的椅子，前后摇动，能减轻疼痛，减少腰部负担，有利于产道扩张。

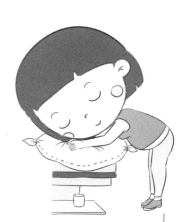

站姿

可以利用地心引力使胎儿的头部下降到盆腔内，还能促进准妈妈体内分泌更多的内啡肽物质，能减轻疼痛感，促进宫缩，缩短产程。

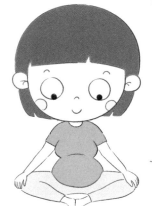

盘腿坐

两脚相对，双手放在膝盖上适当向下施压，可以缓解阵痛，还可以打开骨关节，使胎儿顺利产下。

- **拉玛泽呼吸法**

第一阶段：胸式呼吸法

应用时机 准妈妈可以感觉到子宫每 5~10 分钟收缩一次，每次收缩约长 30 秒。

练习方法 由鼻子深深吸一口气，随着子宫收缩就开始吸气、吐气，反复进行，直到阵痛停止才恢复正常呼吸。

作用及练习时间 胸式呼吸是一种不费力且舒服的减痛呼吸方式，每当子宫开始或结束剧烈收缩时，准妈妈可以通过这种呼吸方式来缓解疼痛。

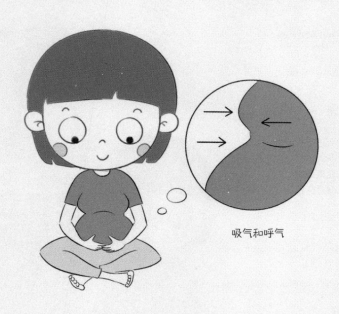

吸气和呼气

第二阶段:"嘶嘶"轻浅呼吸法

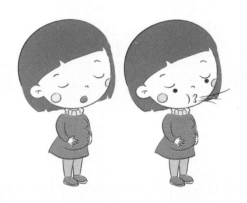

练习方法 准妈妈要让自己的身体完全放松,眼睛注视着同一点。保持轻浅呼吸,用鼻吸嘴呼的方式让吸入及吐出的气量相等,保持呼吸高位在喉咙,就像发出"嘶嘶"的声音。

作用及练习时间 随着子宫开始收缩,采用胸式深呼吸,当子宫强烈收缩时,采用轻浅呼吸法,收缩开始减缓时恢复深呼吸。练习时由连续20秒慢慢加长,直至一次呼吸练习能达到60秒。

应用时机 此时宫颈开至3~7厘米,子宫的收缩变得更加频繁,每3~5分钟就会收缩一次,每次持续30~60秒。

第三阶段:喘息呼吸法

应用时机 当子宫口开至7~10厘米时,准妈妈感觉到子宫每45~60秒就会收缩一次,这已经到了产程最激烈、最难控制的阶段了。

练习方法 准妈妈先将空气排出后,做4~6次的短呼气后长吐一口气,感觉就像在吹气球,比"嘶嘶"轻浅式呼吸还要浅,也可以根据子宫收缩的程度调解速度。

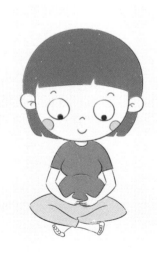

作用及练习时间 练习时由一次呼吸练习持续45秒慢慢加长至一次呼吸持续90秒。

第四阶段：哈气吹蜡烛

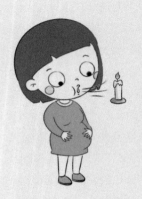

应用时机 进入第二产程的最后阶段，准妈妈想用力将胎儿从产道送出，但是此时医护人员要求不要用力，以免发生阴道撕裂，等待宝宝自己挤出来。

练习方法 阵痛开始，准妈妈先深吸一口气，接着短而有力地哈气，如浅吐1、2、3、4，接着大大地吐出所有的"气"，就像在吹蜡烛。

作用及练习时间 直到不想用力为止，练习时每次需达90秒。

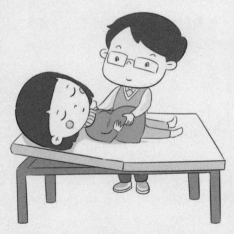

第五阶段：用力推

应用时机 此时宫颈口全开了，助产士也要求准妈妈在即将看到宝宝头部时，用力将其娩出。

练习方法 准妈妈下巴前缩，略抬头，用力使肺部的空气压向下腹部，完全放松骨盆肌肉需要换气时，保持原有姿势，马上把气呼出，同时马上吸满一口气，继续憋气和用力，直到宝宝娩出。当胎头已娩出产道时，准妈妈可使用短促的呼吸来减缓疼痛。

作用及练习时间 每次练习时，至少要持续60秒用力。

巧用力生得快

人们总是用"使上生孩子的劲"来形容一些需要花力气的事儿，生孩子需要用力，但不是用蛮力，而是要配合阵痛巧妙用力，同时不要大喊大叫，那只会耗费你的体力，缓解不了一丝疼痛。综合来说，生产过程中要配合上文介绍过的呼吸法来使劲。顺产时间的长短其实很大程度上取决于孕妈妈自己，如果你会用力，能很好地配合医生，那么整个产程会很顺利。

宫缩来的时候要用准劲儿

每次宫缩来的时候，要深吸一口气，屏气用力，发力的部位主要集中在腹部、骨盆底部、臀部、大腿根部，像排便一样向下用力，持续时间越长越好，以增加腹压，使劲朝阴道或肛门方向推挤胎儿。当憋不住的时候换一口气继续用力。一次宫缩最好能有 2~3 次这样有效的向下用力。宫缩过去了就要放松，不要一直用力，否则会异常疲劳，还容易造成会阴撕裂。

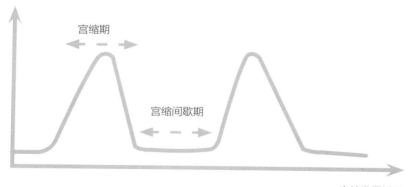

阵痛的强度

宫缩期

宫缩间歇期

宫缩发展过程

宫缩间隙补充营养

在宫缩疼痛来临的时候，才是应该用力的时候，宫缩间歇时不能用力，需要好好休息补充体力，可以闭目休息，也可以听听音乐缓解心情，更重要的是要在医护人员的帮助下喝些水，进食巧克力、蜂蜜水、功能饮料等来补充体力。

胎儿已经娩出的时候不要用力

当胎头快要娩出时，医护人员会告诉你不要用力，这时可以用哈气或吹蜡烛的方法进行呼气，与助产士配合，在医护人员的指导下缓慢用力，以免导致严重的会阴撕裂。

宫缩疼的时候用力：
憋住一口气
不要乱撒气
一气用到底
宫缩间歇时不用力，
休息或进食

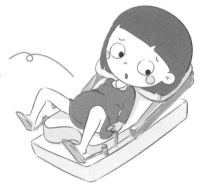
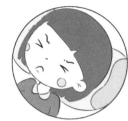
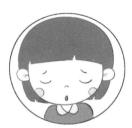

Tips

什么情况需要会阴侧切

在分娩过程中当产程进展不顺利的时候，医生会根据情况采取一些促进产程的方法，比如：静脉催产素、人工破膜等等，也包括我们经常听说的会阴侧切。

会阴侧切是一种助产手段，即在胎儿的头快露出阴道口时，对会阴附近进行局部麻醉，用剪刀在会阴处剪开一道小口子，让产道口变宽，帮助宝宝顺利娩出。需要会阴切开的情况：

1. 会阴组织弹性差、阴道口狭小或会阴部有炎症、水肿，胎儿娩出时可能会发生会阴部严重撕裂的。

2. 胎儿较大、胎头位置不正、产力不强、胎头被阻于阴道口。

3. 35 岁以上的高龄准妈妈，或者有心脏病、妊娠期高血压疾病等高危妊娠的。

4. 宫颈口已开，胎头较低，但是胎心率发生异常变化或节律不齐，并且羊水混浊或混有胎便。

● 无痛分娩

什么是无痛分娩

无痛分娩是几乎没有疼痛的自然分娩，医学上称为"分娩镇痛"，指使用不同的方法使分娩时孕妈妈的疼痛减轻，甚至消失。

无痛分娩一般有药物镇痛分娩、精神减痛分娩、水中分娩、硬膜外阻滞镇痛分娩等方法。

目前应用最为普遍的是硬膜外阻滞镇痛分娩法，具体做法是在孕妈妈的腰椎间隙穿刺、在硬膜外腔隙内放置一根管子，然后持续、小剂量地向管内推入麻药，使脊神经根受到阻滞，让妈妈肚脐以下的部位没有痛感，

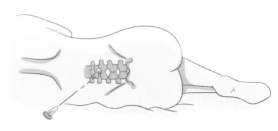

硬膜外间隙阻滞麻醉，麻醉剂的剂量比剖宫产剂量要小很多，不会对宝宝产生伤害。

从而减分娩疼痛。麻醉药一般剂量小，不影响孕妈妈在分娩中的配合。

无痛分娩一点也不痛吗

由于不同个体对疼痛的耐受力不同、不同体质对麻醉药物的敏感度不同等，造成无痛分娩时不同孕妈妈的疼痛感受存在差异。在无痛分娩过程中，大多数孕妈妈可以达到无痛且能感受到子宫收缩的状态，也有极少数孕妈妈在无痛分娩时还是会感受到疼痛，存在无痛分娩失败的情况。孕妈妈选择无痛分娩方式时应慎重。

哪些孕妈妈不适合无痛分娩

1

孕妈妈血压特别高、宫腔内有感染或前置胎盘、胎盘早剥、有胎儿缺氧等。

2

孕妈妈有妊娠并发心脏病、药物过敏史、腰部有外伤史等。

3

孕妈妈存在过敏。

4

孕妈妈的凝血功能存在异常等。

顺产有力气应该怎么吃

分娩是一场体力的较量，临产之际孕妈妈们也要吃一些可以帮助提高体力，甚至能促进分娩的食物，以保证整个产程的顺利进行。

少食多餐

一般从规律性的宫缩开始，到正式分娩要经历 12 小时以上，而这期间会消耗大量的体能，孕妈妈需要持续不断地补充热量才能有足够的体力生产。这时可以少食多餐，一天安排 4~5 餐，可以勤吃，但不要吃得过饱，否则容易引起腹胀、消化不良，影响生产。

生产过程中吃什么能提高产力

生产是非常消耗体力的，但是产妇胃肠分泌消化液的能力降低，蠕动功能减弱，要选择清淡、容易消化、高糖分或高淀粉的饮食为好，比如烂面条、牛奶、蛋糕、面包等都可以，不要吃不易消化的高脂肪、高蛋白食物。

分娩时，孕妈妈还可以吃些巧克力，每 100 克巧克力含碳水化合物 55~66 克，能够迅速被人体吸收利用，增加体能。

如果实在吃不下要告诉医生

个别孕妈妈在生产时会非常没食欲，什么也吃不下，这种情况一定要告诉医生，医生会根据孕妈妈的情况输葡萄糖、生理盐水或其他药物，以补充营养，提供热量。如果不及时补充热量，产妇就会体力不足，导致分娩困难延长分娩时间，甚至出现难产。

> **Tips**
>
> **产后注意补血**
>
> 分娩会耗费很多血，如果妈妈产后要注意补血，多吃些富含铁的食物。动物血、动物肝、木耳、花生等食物既能活血化瘀，还能补血，促进产后恶露的排出，所以花生红枣小米粥是产后第一餐的较佳选择。

剖宫产

• 分娩方式别强求，需要剖的必须剖

对于分娩的态度，我们一向主张具备顺产条件的孕妈妈一定要顺产，不要单纯因为怕疼而放弃。但有些孕妈妈有特殊原因，顺产的风险因素多，医生往往建议剖宫产，这个时候也不必自责或纠结，无奈之下这也是一个很好的选择。

胎宝宝存在以下情况要行剖宫产：

1. 胎宝宝过大，导致孕妈妈的骨盆无法容纳胎头。

2. 胎宝宝出现宫内缺氧，或者分娩过程中缺氧，短时间不能顺利分娩。

3. 胎位不正，如横位、臀位，尤其是胎足先入盆、持续性枕后位等。

4. 产程停滞，胎宝宝从阴道娩出困难。

孕妈妈存在以下情况要行剖宫产：

1. 骨盆狭窄或畸形。

2. 有软产道的异常，如子宫发育不良、子宫脱垂。

3. 患严重妊娠高血压疾病，无法承受自然分娩的。或者有其他严重妊娠并发症，如并发心脏病、糖尿病、慢性肾炎等。

4. 前置胎盘或胎盘早剥。

• 剖宫产流程

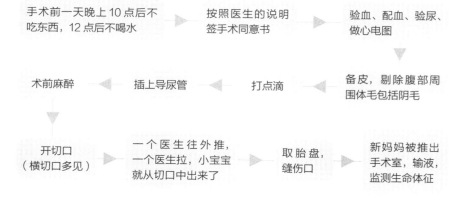

• 横切还是竖切

剖宫产手术的皮肤切口可分为纵向切开和横向切开两种方式，横切美观，子宫切口均为横切。横切的高度在耻骨联合上方 1~2 横指，长度 10~15 厘米。竖切的位置在肚脐和耻骨联合之间的正中线，长度约 15 厘米。两种切法的复原情况一样。

• "顺转剖"

从孕妈妈的情况来看	已经注射了催产素，阴道塞了促进宫颈成熟的药物，但毫无临产征兆；引产或者临产后出现了子宫感染的情况；骨产道与宝宝大小相对不够；羊水三度浑浊。
从宝宝的情况来看	胎位转向不正，胎头不下；胎心过快或者突然下降；胎头难以入盆；胎头高位，宫口经过一段时间仍然无法完全打开；胎儿窘迫，即胎儿在宫内缺氧，或异常出血；脐带压迫或脐带脱垂。

• 子宫缝合

缝合子宫时，医生会仔细检查子宫和卵巢是否有异常，缝合好后，手术就结束了。一般情况下，手术缝合的线都采用可吸收的线，无需拆线。

• 剖宫产前的饮食要求

剖宫产手术前12小时内孕妈妈不要再进食了。如果进食的话，一方面容易引起产妇肠道充盈及胀气，影响整个手术的进程，还有可能会误伤肠道；另一方面，

Tips

产后不吃产气食物

术后避免吃产气食品，以免增加胀气，减慢排气和肠道功能的恢复。

产妇剖宫产后，失血比自然分娩要多，身体会很虚弱，发生感染的机会就更大，有些产妇还会因此出现肠道胀气等不适感，延长排气时间，对产后身体恢复不利。

手术前6小时不宜再喝水

手术前6小时不宜再喝水，因为手术前需要麻醉，麻醉药物对消化系统有影响，可能会引起孕妈妈恶心、呕吐，禁水可以减少这些反应，避免呕吐物进入气管引发危险。

禁食前的饮食要清淡

手术前的饮食以清淡为宜，辣椒、姜、蒜等辛辣刺激性食物会增加伤口分泌物，影响伤口愈合，而肥腻食物同样不利于术后的恢复。因此，手术前孕妈妈适宜吃一些清淡的粥、小菜等。尽量少吃产气的食物，如黄豆、豆浆、红薯等，因为这些食物会在肠道内发酵，产生大量气体导致腹胀，不利于手术的进行。可以适当吃些馄饨、肉丝面、鱼等，但也不能多吃。

剖宫产前不宜滥服滋补品

很多人认为剖宫产出血较多，在进行剖宫产手术前吃一些西洋参、人参等补品增强体力。其实这非常不科学，参类补品中含有人参皂苷，有强心、兴奋的作用，服用后会使孕妈妈大脑兴奋，影响手术的顺利进行。此外，服用人参后，容易使伤口渗血时间延长，对伤口的恢复也不利。

顺产剖宫产如何选

二孩孕妈是顺还是剖

二孩孕妈妈如果第一胎是顺产，第二胎时要根据胎宝宝体重等综合情况决定分娩方式。

如果第一胎是剖宫产，第二次怀孕需要在综合评估孕妈妈的身体、胎儿的大小状况，并参考前一次剖宫产的原因及方式的基础上做出选择。

如果第一次剖宫产是因为骨盆狭窄，那么第二次也要采用剖宫产。如果第二次怀孕与第一次剖宫产时间间隔2年，子宫已经完全愈合，且不存在其他因素的影响，第二胎也可以考虑顺产。

高龄孕妈也能顺

高龄准妈妈一样可以顺利分娩。前提是孕期需要注意运动、饮食、产检、体重控制等。高龄准妈妈尤其需要注意在孕17~23周查一下胎儿染色体。产前要测量一下骨盆，医学理论上认为，准妈妈的骨盆横径（即坐骨结节间径）在8.5~9.5厘米，自然分娩就不会有问题。高龄如果出现了妊娠期高血压，那么顺产的可能性也会降低。高龄准妈妈发生妊娠期高血压疾病的概率比较高，孕期要按时检测血压，当孕期血压持续高于140/90毫米汞柱以上，应到产科就诊。

将来想生二胎的孕妈妈，能顺就顺

将来想生二胎的孕妈妈，第一胎的时候要尽量选择顺产，因为剖宫产后即便相隔2年怀孕，也存在一定的疤痕妊娠的危险。当然了，如果孕妈妈具有剖宫产的明显指征，那也要听医生的建议采取最安全的生产方式。最终还是要与产检分娩的医院医生协商决定才行。

如果头胎是顺产，产后恢复期相对较短，一般1年后，经过检查，输卵管、子宫等生殖系统情况正常，就可以考虑怀二孩了。

Tips

生二胎时需要剖宫产手术，手术位置有变化吗

每个医院的规定不同，因此不能一概而论。但很少看到生头胎时横向开刀，二孩时就变为纵向开刀的。一般来说，都会在生头胎位置相同的地方开刀。已经有过伤痕的地方开刀手术后，最后留下的是一条瘢痕。

产后关键 24 小时

顺产后

生孩子的过程耗尽了新妈妈的体力。所以，产后第一天最需要的是一个安静的环境，才能促进身体的恢复。如果产后周围环境嘈杂，会让新妈妈心烦意乱，那么虚弱的身体就不能得到很好的休息，势必会影响身心的进一步调养和恢复。因为产后新妈妈身体非常虚弱、说话无力、全身都是虚汗，所以此时最需要的就是多休息，即使睡不着也要闭目养神。

观察出血量

产后第一天，新妈妈需要特别注意的就是产后出血的问题。由于刚经历了分娩，新妈妈身体非常的虚弱疲乏，这时家人就要密切关注新妈妈的出血量，以防万一。因为产后出血是导致新妈妈死亡最常见的原因。

新妈妈产后 2 小时内产后大出血发生率较高，产后 2 小时出血 400 毫升，24 小时内出血超过 500 毫升，就可诊断为产后出血。一旦发现新妈妈阴道出血异常，一定要及时通知医生。

子宫按摩

新妈妈生完孩子后，在肚脐周围可以触摸到圆形的子宫，可以经常在自己小腹部做顺时针轻轻地按摩，通过在按摩过程中对穴位的刺激，间接增强子宫肌肉的兴奋性，不仅可促进宫缩，同时也会促进恶露的排出。

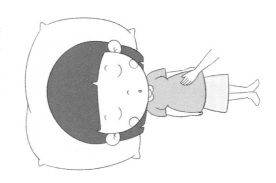

• 产后 6 小时第一次排尿

自然分娩的新妈妈第一次排尿非常重要。因为膀胱受到分娩过程的挤压，导致敏感度降低，容易出现排尿困难，而充盈的膀胱会影响子宫的收缩，所以产后6~8 小时内最好进行第一次排尿，可以有效预防产后尿潴留。

产后新妈妈出现排尿困难时，有 3 个小方法有助缓解：

1

诱导法
打开水龙头，用流水声诱导尿感。

2

按摩法
双手放于下腹部，左右按摩各 10~20 次，然后将手掌缓缓向膀胱底部推移按压 1~3 分钟。

3

热敷法
用热毛巾或热水袋热敷下腹及尿道口，同时进行按摩，每天 3 次，每次 15~30 分钟。

• 6~8 小时可下床

顺产的妈妈可根据自身体力恢复情况决定是否下床活动。一般来说，产后6~8 小时就可以下床活动了。需要注意的是，新妈妈第一次下床必须有人搀扶，可以避免因体虚摔倒，且动作要慢、要轻，避免动作太剧烈、站立太久。

• 早吸吮，早开奶

新生儿出生后，如果能尽早吃到第一口奶，可以让宝宝得到更多的温暖和爱，增进母子之间的感情。一般情况下，如正常分娩，建议产后半小时内让宝宝吃第一口奶，没奶的话也要吸吮乳头，早吸吮可以促进早下奶，是成功母乳喂养的第一步。产后第一次喂奶，新妈妈不方便抱着宝宝喂奶，可以躺在床上侧身，让宝宝也侧身吸吮。

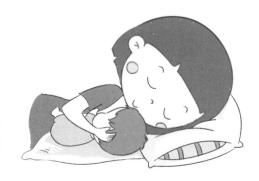

不要马上喝下奶汤，以免乳腺管堵塞

产后第一餐应选择易消化、营养丰富的流质食物，糖水煮荷包蛋、蛋花汤、藕粉、小米粥等都很好。千万不要过早喝催乳汤，否则容易导致乳腺导管堵塞，乳房胀痛，反而不利于下奶。一般在产后 3 天开始喝些汤水，7 天以后适当喝汤下奶即可。产后前两三天，新妈妈乳量很少，但是宝宝的胃容量也很少，不必担心吃不饱。宝宝的吮吸、妈妈的信心是最好的催奶利器。

侧切术后每天用温水冲洗外阴 2 次

会阴侧切术虽然是一个小手术，但也需要打麻药，然后切开皮肤、皮下脂肪、黏膜肌层，而麻药过后，伤口也会疼痛，更怕感染。所以，会阴侧切的妈妈在医院每天都有护士帮忙清洗外阴，如有必要，还会增加清洗次数。此外，每次便后要用消毒棉擦拭冲洗外阴。注意应该由前往后，不能由后往前。

减轻会阴疼痛，过来人有哪些小妙招

改变躺着的姿势，如果伤口在左侧，应当向右侧躺。如果伤口在右侧，应当向左侧躺，可以减轻会阴疼痛。此外，家人可以帮助妈妈自制柔软的坐垫，也可避免对会阴的挤压。

每天使用热光源照射伤口，可以促进局部血液循环，加速伤口愈合，缓解疼痛。

Tips

产后排恶露可以喝点红糖水

产后第二天，恶露开始增多，此时通过食补可促进恶露的排出。这时候可以喝点红糖水，不仅可以补充碳水化合物，还能促进恶露的排出和子宫的修复等。此时开始一直到产后第 12 天，可以每天喝一杯红糖水，不宜长期喝，因为长时间喝红糖水反而会使恶露中的血量增加，继而引发贫血。

剖宫产术后

剖宫产手术结束后，新妈妈往往会受到麻药的影响，导致肌肉僵硬，尤其是下肢肌肉，甚至丧失感觉。这时，护士一般会让家人帮助剖宫产妈妈做按摩，按四肢和全身的肌肉，避免新妈妈肌肉僵硬，如捏双臂和双腿，帮助腿部做屈伸运动等，为新妈妈尽早排便和下床行走做准备。

• 卧床休息

剖宫产的新妈妈无论是局部麻醉还是全身麻醉，术后 12 小时之内都要卧床休息。术后若麻醉未恢复需去枕平卧，头侧向一边，能防止麻醉之后出现恶心呕吐导致呕吐物误吸到气管里面，以及头痛、恶心等颅内低压的出现。

术后 6 小时后就可以枕枕头了，但不宜采用平卧，因为这样会加重伤口疼痛，且增强子宫收缩的疼痛感，所以最好采用身体与床呈 20~30 度角（可用毛毯或被子垫在后背）的姿势休息，这样能减少身体移动时对伤口的牵拉和震动。

• 密切关注阴道出血量

由于剖宫产手术时，新妈妈出血较多，所以术后家人要时刻关注新妈妈的阴道出血量，产后 24 小时内如果超过 1000 毫升，要及时通知医生。

• 定时查看刀口和恶露

剖宫产后生下了可爱的宝宝，但家人也不要忘了定时查看新妈妈伤口腹带上有无渗血。新妈妈都会有恶露排出，量与月经量差不多，但血量过多或者无恶露排出都属于不正常的现象，应及时告知医生。

• 使用镇痛泵止痛

目前很多医院，在剖宫产手术后都提供镇痛泵（PCA 止痛泵）来减轻产后疼痛，镇痛泵可以由新妈妈自己控制，从一定程度上减轻了药物本身的不良反应，同时能够让妈妈保持清醒，便于和宝宝交流，还能促进及早开奶喂养宝宝。

> **Tips**
>
> **保持伤口清洁，防感染**
>
> 术后 1 周内，新妈妈要避免伤口沾湿，如果要全身清洗，宜采取擦浴。如果是夏天，要及时擦去身上的汗液，避免弄湿伤口而引起感染。此外，还要保持伤口附近干爽，勤换衣服。

新生儿检查：人生第一次检查

· 出生后1~5分钟进行阿普加测评

宝宝出生后1~5分钟需要进行阿普加测评，这也是人生中的第一次测评。主要用来判断新生儿在产后是否需要特殊监护。评分标准有心率、呼吸、肌肉张力、喉反射以及皮肤颜色。这五项指标打分均为0分、1分和2分，总分超过7分，则表示宝宝的健康状况良好。

测评	0分	1分	2分
心率（次/分）	脉搏微弱，基本摸不到	< 100	≥ 100
呼吸情况	观察不到宝宝有呼吸	有呼吸，但细弱，无规律，浅慢且不规则	呼吸规律，哭声洪亮
肌肉张力	四肢软软地伸着，没有力气	四肢偶尔蜷曲，偶尔活动	手脚都在动，看上去很活泼
喉反射	喉部给予刺激后无反应	喉部给予刺激后有些反应	喉部给予刺激后出现咳嗽、恶心
皮肤颜色	苍白	青紫	红润

如果宝宝没有得到10分也不必过分担心，因为有些宝宝出生时四肢末端泛青是正常现象，有些宝宝反应不太灵敏，这些都会让宝宝在评分中丢失几分，但也是健康的。如果宝宝出生后1分钟评估低于7分，而5分钟后高于7分，这也表明宝宝是健康的。

• 出生后 24 小时内接种 3 针疫苗

第 1 针：卡介苗——预防肺结核

接种时间： 新生儿出生 24 小时内接种 1 针卡介苗。

接种部位： 新生儿左上臂三角肌外下缘皮内。

接种后反应： 接种 2~3 周后，局部会出现红肿的硬结，平均直径在 10 毫米，中间逐渐软化形成白色脓包，可自行吸收或穿破溃疡，2~3 个月后结痂。局部出现红肿、脓包、严重溃疡，腋下淋巴结肿大时应立即就医。

第 2 针：乙肝疫苗——预防乙肝疾病

接种时间： 新生儿出生后 24 小时内接种第 1 针，满月时接种第 2 针，满 6 个月时接种第 3 针。

接种部位： 一般在新生儿右上臂三角肌肌肉内。

接种后反应： 局部反应以一次性阵痛多见，偶有红肿硬结等，可能有低热。

第 3 针：维生素 K1——预防维生素 K 缺乏性出血

注射时间： 出生后 24 小时内肌注 1 次。

剂量： 每次不超过 5 毫克。

孕 38~42 周临产检查，马上要见到宝宝了

临产检查

阴道检查

监测胎心

观察羊水

宫颈指诊

三大临产征兆

见红

出血量很多要立即去医院

只有淡淡的血丝，可先观察

一般见红后 24 小时会出现规律宫缩，进入产程

规律宫缩

初产妇每 10~15 分钟一次

经产妇每 15~20 分钟一次

宫缩一阵比一阵强，每次持续时间延长

破水

破水后要平躺、垫高臀部，不做任何活动，不管有无宫缩都要立即去医院

入院分娩

自然分娩

● 提前学习拉玛泽呼吸法缓解分娩痛

● 三大产程如何用力

宫缩时用准劲儿

宫缩间隙补营养

胎儿已经娩出后不要用力

● 无痛分娩

目前最普遍的是硬膜外阻滞镇痛分娩法

方法：在腰椎间隙穿刺、麻醉，从而减少分娩疼痛

剖宫产

● 哪些情况必须剖宫产

胎宝宝过大

宫内缺氧

胎位不正

骨盆狭窄或畸形

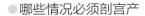

剖宫产

● 哪些情况必须剖宫产

子宫发育不良、子宫脱垂

孕妈妈患严重妊娠并发症

前置胎盘或胎盘早剥

产程停滞

● 剖宫产前如何饮食

手术前 6 小时不宜再喝水

禁食前的饮食要清淡

不宜滥服滋补品

产后关键 24 小时

顺产后

观察出血量

环形按摩子宫

主动排尿

6~8 小时后可下床

产后 0.5~1 小时内给宝宝开奶

不要喝下奶汤催奶

侧切术后，每天用温水冲洗外阴 2 次

剖宫产术后

卧床休息

密切关注阴道出血量

定时查看刀口和恶露

使用镇痛泵止痛

新生儿检查

出生后 1~5 分钟阿普加测评

出生后 24 小时内接种卡介苗和乙肝疫苗、肌注维生素 K_1

孕晚期
常见问题解答

Q 1 分娩时来不及进医院怎么办？

对于生产这件事，尽量不要打无准备之战，但是一旦出现意外，比如急产，来不及去医院，那么要先打电话给120，说明情况，请求派医护人员到家里协助分娩。如果医护人员还没到就已经把孩子生出来了，注意不要自行剪断脐带。因为如果剪脐带的剪刀消毒不彻底，很容易造成细菌感染。

Q 2 孕期便秘怎么办？

孕期子宫不断增大，将胃逐渐上推，胎盘分泌的孕激素使得胃肠道蠕动减弱，造成粪便滞留大肠，水分被吸收，从而造成便秘。便秘的孕妈妈可以多喝水或者在水中加入适量的蜂蜜饮用，日常饮食宜清淡，不吃刺激性食物，多吃含丰富膳食纤维的蔬菜、水果，适当运动，并养成每天定时如厕排便的习惯。

Q 3 胎宝宝偏小一周，预产期也会跟着推后吗？

偏小一周，预产期不会随着晚孕期的大小而改变，是在孕早期决定的，偏小一周有可能是个体差异，因为足月宝宝出生体重5~8斤都是正常的，所以超声下观察也会有偏大偏小的区别。

Q 4 预产期都过了还不生怎么办？

预产期是指孕40周，临床上在孕38~42周生产都属于正常妊娠范围，达到或超过42周为过期妊娠。如果临近预产期还没有动静，孕妈妈就要加强运动，促使胎儿入盆。如果预产期过了就要到医院就诊，医生会根据情况采用B超检查和药物催生等方法。

Q5 如何判断破水？

破水是指阴道突然像流水一样流出液体，不能自己控制，发生破水后必须立即平躺，去医院。

如果孕妈妈担心不能准确判断，可以常备一些PH试纸来检测，如果pH值为4.5~5.5呈酸性，7.0~7.5呈碱性为羊水。

Q6 早产的征兆是什么？如何预防？

早产是指怀孕满28周，但未满37足周就把宝宝生下来了。早产的宝宝各器官还发育得不够成熟，独立生存的能力较差，称为早产儿。早产是可预防的，但是一定要早诊断早治疗，所以有早产征兆时必须立即就医，才能给医生充裕的时间应对。

Q7 孕晚期为什么总是感觉腰背四肢痛？

孕晚期胎儿的身体迅速增长，孕妈妈的肚子明显增大。当孕妈妈站着的时候，向前突出的腹部使得，身体重心前移，走或站的时候上身就会后仰，容易造成背部肌肉紧张，从而出现腰背酸痛的症状；而四肢痛一般因为妊娠期筋膜肌腱等的变化，造成腕管部位的软组织变紧并对神经造成压迫，引起疼痛。这些症状不会造成严重后果，无须特殊治疗，分娩后就会自行消失，疼痛严重时，可在医生指导下适当运动。

Q8 什么是急产和过期产？

急产是指子宫收缩的节律性正常，但收缩力过强过频，宫颈口在很短时间内迅速扩张，分娩在短时间内结束，总产程不足3小时。有急产史的产妇应提前住院待产，密切观察宫缩情况，以免发生意外。过期产是指达到或超过预产期2周的分娩。分娩时可能发生难产或胎宝宝窒息等情况。因此产妇超过预产期一周可住院，行引产术。急产和过期产都不够理想，有孕妈妈和宝宝发生危险的可能。

孕晚期营养指南

控制体重增长，每周最多增加0.5千克

整个孕期，孕妈妈体重增长12.5千克，基本符合正常要求，而孕晚期每周要求最多增加0.5千克。如果孕期孕妈妈体重增长超过15千克，不仅会增加妊娠高血压等并发症的风险，也会增加孕育巨大儿的风险，同时造成难产等。因而孕妈妈要注意控制体重增长，热量的摄入要适中，避免营养过量、体重过度增加。

饮食以量少、品种丰富为主

孕晚期的饮食应该以量少、品种丰富多样为主。饮食的安排应采取少食多餐的方式，多食富含优质蛋白质、矿物质和维生素的食物，但要适当控制进食的数量，特别是高糖、高脂肪食物，如果此时不加限制，过多地吃这类食物，会使胎宝宝生长过大，给分娩带来一定困难。

多吃高锌食物有助于分娩

锌能增强子宫有关酶的活性，促进子宫收缩，使胎宝宝顺利娩出。在孕晚期，孕妈妈需要多吃一些富含锌元素的食物，如猪肾、牛瘦肉、海鱼、紫菜、牡蛎、蛤蜊、核桃、花生、栗子等。特别是牡蛎，含锌最高，可以适当多食。

要少食多餐，减轻胃部不适

孕晚期胎宝宝的体形迅速增大，孕妈妈的胃受到压迫，饭量也随之减少此时应该少食多餐，以减轻胃部不适，同时保证营养的摄入。孕妈妈要多摄入一些蛋、鱼、肉、奶、蔬菜和水果等，主要是增加蛋白质和钙、铁的摄入量，以满足胎宝宝生长的需要。

饮食宜选择体积小、营养价值高的浓缩食物，如动物性食物等，减少一些谷类食物的摄入量。要注意热量不宜增加过多，还要适当限制盐和糖的摄入量。

适当吃些富含维生素 B$_1$ 的食物

孕妈妈可适当多吃些富含维生素 B$_1$ 的食物。如果维生素 B$_1$ 不足，易引起孕妈妈呕吐、倦怠、体乏，还可影响分娩时子宫收缩，使产程延长，分娩困难。

维生素 B$_1$ 在海鱼中的含量比较高

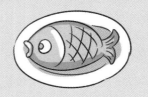

谷类中，大米、面粉含维生素 B$_1$ 较多

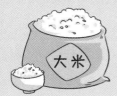

蔬菜中豌豆、蚕豆、毛豆的维生素 B$_1$ 含量较多

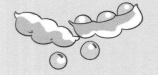

动物性食品中，畜肉、动物内脏、蛋类中维生素 B$_1$ 含量较多

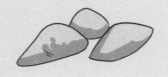

继续补钙和铁

孕晚期，孕妈妈需要继续补充钙和铁。钙能促进胎儿的骨骼和牙齿发育，还可以帮助孕妈妈预防缺钙及妊娠期高血压疾病；铁可以预防孕妈妈贫血。奶及奶制品、虾皮、豆类及豆制品、芝麻等食物中含有丰富的钙质。动物肝、动物血、瘦肉、蛋黄、海带、紫菜、木耳等中铁含量较高。

孕晚期蛋白质的每日摄入量要增加至 85~90 克

孕晚期是胎宝宝发育最快的时期，每日蛋白质的摄入量要增加到 85~90 克为宜。蛋白质摄入严重不足也是导致妊娠期高血压疾病发生的危险因素，所以孕妈妈每天都应摄入充足的蛋白质，并注意优质蛋白质的比例应达到总蛋白质摄入量的一半。可通过瘦肉、蛋类、豆类及豆制品等食物补充。

孕晚期
一日带量菜谱推荐

早餐

蛋羹	鸡蛋蛋白 60 克
蔬菜汤面	小白菜 50 克、小麦粉 50 克
饼干	饼干 25 克
苹果	苹果 200 克

上午加餐

| 菠菜紫菜蛋 | 菠菜 20 克、紫菜 5 克、蛋皮 10 克 |

午餐

二米饭	小米 37 克、大米 75 克
红烧鱼	鲤鱼 100 克、花生油 5 克
木耳虾皮炒圆白菜	虾皮 10 克、花生油 5 克、木耳 10 克、圆白菜 100 克

下午加餐

| 核桃 2 个 | 核桃 50 克 |

晚餐

鸡丁黄瓜口蘑	口蘑 25 克、鸡胸脯肉 100 克、橄榄油 5 克、黄瓜 50 克
番茄茄丝	番茄 100 克、茄子 50 克、花生油 5 克
杂粮饭	大米 75 克、高粱米 37 克

晚上加餐

| 牛奶燕麦粥 | 燕麦片 25 克、牛乳 150 克 |

注：孕晚期的菜单与孕早期、孕中期保持一样，只是增加了主食的分量。
参考：协和医院营养餐单

重点检查项目
首次 B 超
目的
B 超确定胎囊位置，排除宫外孕

重点检查项目
给胎宝宝建立档案
目的
大多数孕妈妈建档的时间在 12 周，其实在 8~12 周内都可，但最晚不可晚于 16 周

重点检查项目
唐氏筛查，如唐筛高危，需要做羊水穿刺。超过 35 岁的孕妈妈直接做羊水穿刺
目的
排查畸形

6~8 周　　8~12 周　　11~13 周　　15~20 周　　20~24 周

重点检查项目
颈项透明层厚度（NT）
目的
超声进行早期排畸检查

重点检查项目
B 超大排畸
目的
排查畸形

重点检查项目
妊娠期糖尿病筛查
目的
喝糖水，监测血糖

重点检查项目
B 超评估胎宝宝多大
目的
超声波评估胎宝宝多大，检测胎宝宝状态

重点检查项目
B 超测羊水，量骨盆
目的
检测胎宝宝状态
评估能否顺产

24~28 周　28~32 周　33~34 周　35~36 周　37 周　38~42 周

重点检查项目
妊娠期高血压疾病筛查
目的
排除妊娠期高血压的可能，血常规筛查贫血

重点检查项目
阴拭子、B 族链球菌筛查
目的
决定胎宝宝分娩方式

重点检查项目
临产检查，每周一次
目的
评估宫颈条件，随时准备生产；41 周以后，考虑催产

妊娠是有一定规律可循的，这些规律我们可以用数字体现，如下表：

时间点	所代表的意义
排卵期同房后 15 天左右	最早的验孕时间
受孕后 40 天左右	早孕反应出现的时间
按照末次月经第一天开始计算，月份减 3 或加 9，日期加 7	预产期的计算
怀孕 6 周	胎心音最早出现的时间
怀孕 12 周以内	容易发生自然流产的时间
一般情况下，第一次正式产检在 12 周之前，12~28 周间每 4 周检查一次，28~36 周间每 2 周检查一次，36 周后每 1 周检查一次。具体应根据医生的安排进行产检	全程的产检时间
每分钟 110~160 次	正常的胎心率
孕 18~20 周	自觉胎动出现时间
一般为每小时 3~5 次	正常的胎动次数
孕 28~32 周	胎动最频繁的时期
孕 37 周后，每周 1 次	胎心监护
羊水深度 ≥ 8 厘米是羊水增多，≤ 2 厘米是羊水减少	羊水深度
孕妈妈的体重增加在 12.5 千克左右为宜	孕期体重增加总值
怀孕 28~36^{+6}	容易发生早产的时间
孕 37~42 周	足月妊娠
孕 42 周以后	过期妊娠

附录3 待产包的准备

妈妈用品

便携式前扣式睡衣2套	选择纯棉透气的，剖宫产妈妈要买宽松肥大的睡衣，避免压迫伤口
出院衣服1套	包括外套、帽子、袜子、鞋子，防止受风
纯棉内裤3~4条	
带后跟的拖鞋1双	新妈妈生完宝宝后要下床走动，需要穿上带后跟的拖鞋，可以避免着凉
棉袜3双	避免脚部受凉
产妇专用卫生巾3~4包	应对产后恶露
卫生纸、湿巾纸各适量	
盆3个	1个洗脸用，1个泡脚用，1个洗外阴用
毛巾4条	1条擦脸，1条擦脚，1条擦下身，1条擦拭乳房
洗漱用具1套	牙刷、漱口杯、牙膏（漱口水）、香皂、洗面奶
餐具1套	
带吸管的水杯1个	产后新妈妈不方便起身喝水时用
食物适量	顺产妈妈生完宝宝后，可以喝杯红糖水；剖宫产妈妈则要在排完气可进食之后再喝

宝宝所需物品清单

婴儿抱被1条	出院时会用到，可以根据天气选择薄厚
和尚服2套	纯棉的和尚服较好，可以根据天气选择薄厚
纯棉尿布或纸尿裤适量	
湿巾纸1包	宝宝大小便后清洁屁屁用
小毛巾2条	给宝宝洗脸、洗屁屁
护臀霜1支	防止出现红臀
婴儿专用洗衣液或肥皂适量	用于洗尿布或衣服

注：孕妈妈可以提前打听下医院是否统一购买宝宝的物品，如需统一购买，则不用准备。如果没有，需要自己提前准备好。

附录4　产后 42 天检查

产后 42 天的复查不只检查妈妈，也要检查宝宝。当然，这里说的产后 42 天并不是一定要在第 42 天进行，产后 42~56 天进行检查都可以，妈妈们可以在这个时间段内选择一个天气好的日子带着宝宝一同前往医院。

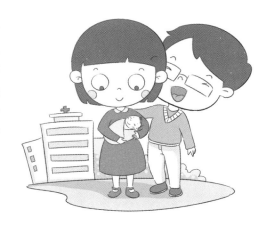

新妈妈的检查

盆腔检查

1.检查会阴及产道的裂伤愈合情况、骨盆底肌肉组织紧张力恢复情况以及阴道壁有无膨出。

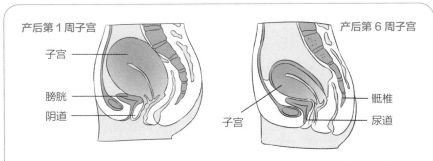

产后第 1 周子宫
子宫
膀胱
阴道

产后第 6 周子宫
骶椎
尿道
子宫

产后子宫的缩复需要一个过程，一般需要 6 周左右才能恢复到孕前大小。因此，42 天要检查子宫缩复，有无脱垂。

2.检查阴道分泌物的量和颜色，如果是血性分泌物，颜色暗而且量多，就表明子宫复旧不良或子宫内膜有炎症。

3.检查子宫颈有无糜烂，如有可于3~4个月后再复查、治疗。

4.检查子宫大小是否正常，有无脱垂。

5.检查子宫附件和周围的组织有无炎症及包块。

6.剖宫产术后者，应注意检查腹部伤口愈合情况以及腹部伤口有无子宫内膜异位结节。

乳房检查

检查乳汁分泌是否正常，乳房是否有肿块、压痛，乳头是否有破裂等情况。

查看伤口愈合情况

如果做了会阴侧切，要看伤口愈合情况，一般来说，只要产后注意护理清洁，产褥期过后伤口就恢复得差不多了。如果伤口处有任何不舒服，在检查时都要和医生说。剖宫产的妈妈要检查腹部伤口的愈合情况。

血压

无论妊娠期的血压正常与否，产后检查都应该测量血压。如果血压尚未恢复到正常水平，则应进一步随诊和治疗。

血尿常规

患妊娠期高血压疾病的产妇，要注意恢复情况，并做尿常规检查。对妊娠合并贫血及产后出血的产妇，要复查血常规，如贫血，应及时治疗。患有心脏病、肝炎、泌尿系统感染或其他合并症的产妇，则应到内科或有关科室进一步检查和治疗。

宝宝的检查

测量身高的时候，先脱去宝宝的鞋、帽，让宝宝平卧，腿伸直，不要蜷曲。42天时的身长参考标准如下：

男宝宝：（58.5±2.4）厘米

女宝宝：（57.1±2.3）厘米

42天的宝宝比较小，不能用标准人体磅秤测量。医生一般会用婴儿专用体重计来进行测量，类似托盘的形状，将宝宝放在托盘里就行了。42天时的体重参考标准如下：

男宝宝：（5.62±0.63）千克

女宝宝：（5.12±0.60）千克

看看宝宝的运动能力和神经发育情况

运动发育能力

竖头： 把宝宝扶坐，拉住他的手臂，使他坐直，看他是否能够自己通过颈部的力量，将晃动的头部竖直固定住。

趴抬头： 让宝宝俯卧，看他是否能够依靠肩部和颈部的力量，抬起头来。

神经反射检查

出生反射的消失——例如拥抱反射、觅食反射、握持反射，这些反射应该在宝宝出生后3个月内消退。这些反射的消退，是大脑发育的表现。如果大脑没有得到继续的发育，这些反射就会继续存在。因此，出生反射的消失，是检测大脑发育的一个指标。

行为反射的建立——看宝宝是否能够集中注意力、是否能够注视人、是否能够对喜欢的物体追视。